PRÊCIS

DE L'ÉPIDÉMIE

QUI RÈGNE A MARSEILLE.

PRÉCIS HISTORIQUE

DE L'ÉPIDÉMIE QUI RÈGNE A MARSEILLE,

ET

VUES NOUVELLES

SUR

LA VACCINE,

Considérée comme une simple petite vérole locale, et sous ce rapport n'exemptant pas toujours les vaccinés, dans les grandes épidémies de variole, des atteintes de la varioloïde, qui n'est elle-même qu'une petite vérole *mitigée*, mais qui, dans quelques circonstances particulières, peut néanmoins devenir confluente et maligne par ses complications;

SUIVIES

D'UN APERÇU SUR LES MOYENS DE PRÉVENIR DORÉNAVANT L'IRRUPTION DE CETTE DERNIÈRE MALADIE.

Lettre à M. le Docteur Desgranges,

Doyen des Médecins de Lyon, Membre de plusieurs Sociétés savantes nationales et étrangères

Par L.-J.-M. ROBERT,

PROFESSEUR D'HYGIÈNE NAVALE A L'ÉCOLE DE MÉDECINE DE MARSEILLE, MÉDECIN DU LAZARET ET DU COLLÉGE ROYAL DE LA MÊME VILLE, MEMBRE DU CONSEIL DE SALUBRITÉ ET DU JURY MÉDICAL, &c., &c., CHEVALIER DES ORDRES ROYAUX DE L'ÉTOILE POLAIRE DE SUÈDE ET DE CHARLES III D'ESPAGNE.

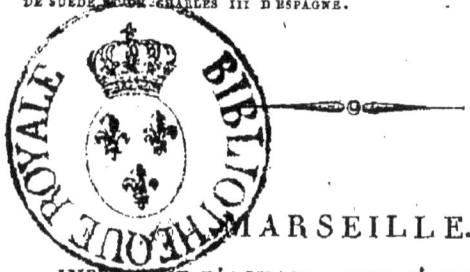

MARSEILLE.

IMPRIMERIE D'ACHARD, RUE St-FERRÉOL, N° 64.

Août 1828.

LETTRE

A M. LE DOCTEUR DESGRANGES,

DOYEN DES MÉDECINS DE LYON, ET MEMBRE DE PLUSIEURS SOCIÉTÉS SAVANTES NATIONALES ET ÉTRANGÈRES.

Mon cher et respectable Collègue,

LES différentes lettres que j'ai eu l'honneur de vous écrire, depuis l'apparition de la variole dans notre ville, vous ont déjà fait connaître le caractère particulier que cette maladie a développé, et les ravages qu'elle exerce sur les enfans et les adultes non vaccinés. Elle n'a pas tardé d'être accompagnée de la varioloïde, maladie devenue également épidémique et contagieuse. Le grand nombre de ceux qui en ont été atteints, et les divers symptômes varioliques qu'elle a présentés dans plusieurs de ses périodes, ont d'abord fait perdre beaucoup de partisans à la vaccine dans la classe du peuple, ébranlé la confiance de quelques hommes de l'art, et excité d'une manière toute particulière la sollicitude paternelle de nos deux premiers magistrats. Le conseil de salubrité, dès l'invasion de l'épidémie, s'est occupé d'en arrêter les progrès et de rechercher les causes qui avaient pu donner à ce fléau, dès son origine, une si grande intensité. Ces causes ont été signalées, par le conseil, à M. le Préfet et à M. le Maire, ainsi que les moyens hygiéniques que réclamaient les circonstances, laissant aux hommes de l'art tout ce qui pouvait être du ressort de la thérapeutique. Cependant 204 enfans enlevés dans le seul mois de mai, au début pour ainsi dire de la maladie; 438 au mois de juin, et 389 dans les 25 premiers jours de juillet, ont répandu l'alarme dans tous les environs. Des bruits qui n'étaient d'abord que populaires et évidemment exagérés, ont acquis un certain crédit en se propageant, et ont fini par se dénaturer. Bientôt la Provence entière a été dans le cas, si non de suspendre, du moins de ralentir avec Marseille ses relations de commerce et d'approvisionnement. La crainte d'un fléau pestilentiel, semblable à celui de 1720, accueillie par l'ignorance ou la méchanceté, a répandu une terreur panique dans presque tous les esprits, et l'autorité première a été obligée de rassurer les départemens limitrophes, en leur faisant connaître la vérité par plusieurs circulaires, et par un avis imprimé du conseil de salubrité.

J'ai cru que dans une circonstance aussi importante je ne pouvais mieux servir la science et l'humanité, mon cher collégue, qu'en soumettant à vos profondes méditations et à votre longue expérience, précédée de tout l'éclat d'une réputation devenue depuis long-tems européenne, quelques vues nouvelles sur une question qui m'occupe depuis plusieurs années, et qui se rattache si naturellement à notre épidémie.

C'est en réfléchissant sur la marche et les différens caractères que la varioloïde a pris aujourd'hui dans les diverses classes des vaccinés, que j'ai conçu l'idée de faire connaître mon opinion sur la vaccine et ses effets; son identité avec la variole; la nature de la varioloïde; les causes qui la produisent aujourd'hui dans toutes les épidémies varioleuses, et les moyens d'en prévenir désormais le retour.

J'ai adopté la forme épistolaire, afin d'être entièrement plus libre dans mes communications, la plume obéissant alors aux inspirations soudaines de l'esprit et aux épanchemens réitérés du cœur. Le conseil de salubrité, nanti des documens les plus précieux, ne tardera pas, sans doute, à faire jouir le public du fruit de ses recherches et de ses intéressantes observations; mais, en attendant, je n'ai pu me priver du plaisir de consulter l'amitié et la science, réclamant d'elles une critique sévère, si je suis dans l'erreur, ou un simple encouragement de bienveillance, si j'énonce au contraire des vérités utiles.

Une description exacte et succincte de l'épidémie qui règne à Marseille, et un coup d'œil rapide sur celles qui se sont manifestées à Sisteron, à Digne, à Riez, à la Ciotat et à St-Remy, sur la fin de l'année dernière, me serviront d'introduction. J'esquisserai à grands traits les affinités et les dissemblances qu'elles présentent, en rapportant tout à un centre commun, et sollicitant même de leur contraste l'apparition de quelque nouveau trait de lumière.

En publiant cette lettre, je n'ai d'autre but que de maintenir la vaccine dans ses droits légitimes, au moment même où une maladie éruptive, connue sous le nom de varioloïde, semble devoir la dépopulariser, en offrant chez d'anciens vaccinés quelques symptômes de petite vérole. On ne peut disconvenir, sans doute, que l'épidémie régnante n'ait déjà fait, à Marseille, un grand nombre de victimes; mais, disons-le hautement, elle n'a sévi avec violence que sur les individus qui n'avaient pas eu recours aux bienfaits de la vaccine.

C'est pour dissiper plus facilement les alarmes populaires, que j'ai cru devoir m'entretenir aujourd'hui avec vous, mon savant collégue, de différentes questions médicales qui se lient aux circonstances présentes, et qui doivent nous faire apparaître dans tout son jour une vérité qui, malgré tant d'études approfondies et des controverses animées, est néanmoins restée couverte jusqu'ici d'un voile pour ainsi dire mystérieux. Admirateur sincère de la vaccine, je ne la répudierai jamais, surtout dans un moment où elle trouve tant de détracteurs, même parmi les classes éclairées; je veux, au contraire, la faire rentrer dans le sein d'une famille dont on l'avait si inconsidérément expulsée, et rétablir sa légitimité sur des titres imprescriptibles. Son triomphe sera d'autant plus assuré, que j'aurai tari la source impure dont on a voulu la faire sortir, et donné à ses bienfaits une bien plus noble origine que la basse et dégoûtante extraction que lui ont assignée quelques médecins, sans en excepter l'immortel Jenner (1).

Origine de la Petite Vérole à Marseille.

C'est vers la fin du mois de novembre que l'on vit à l'Hôtel-Dieu un jeune homme, venant des Basses-Alpes, atteint de la varioloïde; un mois après, et dans les premiers jours de janvier, la petite vérole y fut observée chez plusieurs individus. Mais dès le cinq du même mois la famille B***, demeurant cours de Villiers, composée de dix enfans, tous vaccinés, en eut huit successivement atteints de la varioloïde. Le fils aîné, le premier qui ait été malade, avait été à St-Remy, et tout a fait croire à son père qu'il l'avait apportée de cette ville, où la petite vérole régnait depuis le milieu du mois d'octobre. L'histoire

_____

(1) Voyez l'article du Dictionnaire des sciences médicales, *Eaux aux jambes*. On ne conçoit pas comment des hommes de bon sens ont pu rechercher, dans une si sale et si hideuse maladie, l'origine d'un préservatif qui a tant de droits à la reconnaissance publique. C'est bien le cas de dire, pour ne pas dire davantage : *errare humanum est*.

de la maladie de la famille B*** est pour la varioloïde et les médecins un livre classique. Les
deux aînés ont été très-gravement affectés ; le fils
a resté pendant six jours à l'agonie, et sa sœur
a couru le même danger, l'éruption ayant été
chez eux confluente. Les autres enfans ont été
tour-à-tour moins malades à raison de la plus
ou moins grande ancienneté de leur vaccination,
de manière que le plus jeune vacciné n'a eu,
pour ainsi dire, que les atteintes de la varicelle.

Insensiblement la petite vérole s'est propagée
dans plusieurs rues ; au mois d'avril elle avait déjà
attaqué un grand nombre d'enfans de la vieille
ville, alors elle conservait encore un caractère
de bénignité qui n'avait pas fait augmenter
nos tables nécrologiques ; mais au mois de mai
son foyer fut établi dans les maisons des anciens
quartiers, et c'est de cette époque que datent
ses premiers ravages. Ils n'ont fait qu'augmenter
en juin et dans le mois de juillet : le neuf, un
violent orage ayant éclaté vers les huit heures
du soir sur la ville, et la foudre étant tombée sur
l'église des Chartreux et sur deux maisons de
campagne du voisinage, l'atmosphère fut subi-
tement rafraîchie par le souffle d'un vent du
nord qui succéda à une petite pluie, ce qui
apporta un chángement si favorable dans l'état
sanitaire, que dès les jours suivans la mortalité
des enfans diminua. On ne peut douter que la
masse de fluide électrique que l'orage a répan-

dué dans l'atmosphère, en éclatant, ne l'ait purifiée de beaucoup de miasmes, et en donnant plus de ton, de ressort et de force vitale aux solides, n'ait ainsi contribué à diminuer les progrès et les ravages de l'épidémie.

Ce n'est qu'au mois de juin que la varioloïde, auparavant éparse et isolée, s'est propagée avec rapidité. Elle a été si bénigne dans le principe chez les enfans dont la vaccination ne datait que de quelques années, qu'on a pu la confondre avec la varicelle; mais elle s'est ensuite déclarée chez un grand nombre d'adultes anciennement vaccinés, avec un degré d'intensité devenu quelquefois alarmant. Les symptômes précurseurs ont été une douleur de tête vive, une fièvre violente, la cardialgie, les nausées, le vomissement, le mal de gorge, le délire et l'assoupissement; l'éruption a été souvent confluente et accompagnée de salivation, la dessication alors au lieu de se terminer avant le dixième jour, comme dans les cas les plus ordinaires, et la fièvre de suppuration, ont suivi régulièrement le type de la variole.

Mais on serait dans l'erreur, si l'on pouvait croire que les symptômes dont je viens de parler appartenaient à toutes les varioloïdes. Le plus grand nombre, et même plus des trois quarts ont été généralement bénignes chez les adultes, et les victimes parmi cette classe ont été infiniment rares; toutefois leur mort a paru

très-extraordinaire, survenant après une vaccination bien constatée.

Indépendamment des causes locales qui ont
donné dans les vieux quartiers tant de violence
à l'épidémie, on doit compter encore le grand
nombre d'enfans non vaccinés, et entassés dans
des maisons étroites, insalubres et mal aërées,
sans néanmoins négliger l'influence de la constitution météorologique de l'année 1827, remarquable par la chute de 29 pouces 8 lignes d'eau
pluviale, tandis que le terme moyen n'est pour
Marseille que de 19 pouces. Le relâchement in-
troduit dans la fibre musculaire par une humi-
dité aussi insolite dans nos climats s'est trouvé
de plus beaucoup favorisé par l'hiver, qui a été
si peu rigoureux qu'on n'a presque pas vu de
glace dans la ville. La précocité des chaleurs,
est venue encore augmenter l'atonie par l'absence du vent du nord durant le printems, ce qui
nous explique l'intensité que la petite vérole a
prise sous l'empire d'une constitution médicale
semblable, sa dégénérescence rapide dans les
vieux quartiers et sa métamorphose dans certains cas en petite vérole noire ou pétéchiale,
représentant au naturel celle qu'a si bien décrite
Sydenham, et qui fit de si grands ravages à
Londres pendant les années 1670, 1671 et 1672.

On conçoit que sous des conditions topogra-
phiques et atmosphériques aussi défavorables,
l'épidémie de Marseille, n'aurait pu que devenir

de plus en plus féroce et meurtrière, sans les mesures les plus actives et la surveillance de l'administration supérieure, si puissamment secondée par le zèle des médecins qui ont profité, dans cette circonstance, des alarmes du peuple, pour enlever à la mort la plus abondante pâture, en pratiquant plusieurs milliers de vaccinations gratuites (1).

Telle est la marche de cette maladie depuis son invasion jusqu'à ce jour ; mais quelle en a été l'origine, c'est ce qui nous est encore inconnu. En effet, on ne peut savoir si le miasme ou germe primitif a été sporadique ou communiqué par le contact d'une personne ou d'un objet infecté. La petite vérole règne depuis le mois de septembre à Sisteron, et depuis celui d'octobre à St-Remy, à Digne et à la Ciotat ; il est plus que probable que la contagion a été introduite à Marseille par l'intermédiaire des relations journalières de cette ville avec ces différentes cités. Cette opinion est bien plus fondée que celle que certains alarmistes avaient voulu établir et propager, en regardant cette épidémie comme locale et pouvant avoir quelque chose de suspect, par

---

(1) Mais un préjugé bien déplorable, et devenu invincible, est celui qui, depuis le commencement de juillet, a fait refuser au peuple les bienfaits de la vaccine, arguant l'inopportunité des chaleurs, et le danger de communiquer la malignité de l'épidémie régnante aux enfans vaccinés.

rapport à notre commerce avec le Levant. Une maladie si bien caractérisée par ses symptômes, et sur la nature de laquelle tous les gens de l'art sont unanimes, ne peut avoir rien d'exotique ou d'étranger, et ce qu'on a dit et répandu sur son introduction à Marseille, par l'arrivée des naufragés du Sénégal, ou par les cotons d'Afrique et des Etats-Unis, m'a toujours paru une fable populaire (1).

Pour remplir enfin, avec loyauté et franchise, la tâche que je me suis imposée, je crois devoir examiner ici successivement, dans plusieurs paragraphes, différentes questions importantes. Ce n'est sans doute qu'une bien faible étincelle que je viens jeter au milieu des épaisses ténèbres qui couvrent encore notre horizon médical sur ce point ; mais si elle est recueillie et avivée par les hommes de l'art, jaloux de faire faire des progrès à la science, il en pourra peut-être jaillir un jour, si l'expérience et le tems confirment mes idées, des lumières qui tourneront rapidement au profit de l'humanité.

(1) Cependant j'observerai ici que M. le docteur Honorat, médecin très-distingué, a consigné dans son rapport à M. le comte de Lantivy, préfet des Basses-Alpes, en date du 27 mai dernier, et dans une lettre qu'il m'a écrite le 9 juillet, que la petite vérole qui a exercé ses ravages à Digne y avait été importée de Sisteron, où elle avait commencé à se déclarer dans la filature de coton établie à Servoule, fabrique où l'on n'emploie que du coton d'Egypte.

§ 1er

La petite vérole, la varioloïde et la vaccine sont-elles des maladies identiques, malgré leurs différentes modifications; et peut-on leur assigner une origine commune ?

Aucun médecin, que je connaisse, ne s'était encore occupé jusqu'ici de résoudre une question aussi neuve qu'intéressante sous le rapport de l'art. Les Anglais, qui ont été nos précurseurs en vaccination, quoiqu'ils n'y soient pas devenus nos maîtres, ont bien consigné dans un rapport du 15 mai 1817, à lord Sidmouth, premier secrétaire au département de l'intérieur, que les vaccinés étaient sujets à une éruption qu'ils ont désignée sous le nom de petite vérole *mitigée ;* mais soit par orgueil national, afin de ne pas déprécier la découverte de Jenner, soit pour tout autre motif inconnu, ils n'eurent pas l'air, dans la suite, de donner une attention bien sérieuse à cette anomalie. Il est vrai que depuis vingt-huit ans que la vaccination est pratiquée et répandue en France, on n'avait jamais vu dans les épidémies varioleuses, un si grand nombre de varioloïdes, et avec un caractère aussi intense, que celui qu'elles présentent aujourd'hui.

Dès l'année 1806, M. le docteur Esmenard, avait signalé, à Salon, une épidémie de varioloïde, qui avait atteint deux cents vaccinés, et qui fut extrêmement bénigne. En 1818, une épidémie semblable régna à Marseille. Quoiqu'on ne lui eût attribué aucune issue funeste, cependant le comité du dépôt de vaccin jugea nécessaire de faire des expériences pour connaître la nature de cette nouvelle maladie. Ces expériences, faites sur six enfans non-vaccinés, et deux nourrices qui avaient eu la petite vérole naturelle, ne donnèrent pas des résultats assez positifs pour pouvoir la caractériser. Cependant, je crois devoir consigner ici, pour l'intérêt de la science, et pour faire voir sous quel aspect se montrait déjà l'éruption à laquelle on a donné dans la suite le nom de varioloïde, deux observations extraites du rapport fait à M. le comte de Villeneuve, préfet, par le comité du dépôt de vaccin, séant à l'Hôtel-Dieu de Marseille, en date du 24 novembre 1818.

« Mademoiselle Nancy A***, âgée de treize ans, avait été vaccinée, peu de tems après sa naissance, par M. Girard, chirurgien d'un mérite distingué. Sa vaccine avait été reconnue bonne, sans cependant qu'on eût noté sa marche.

Parvenue à sa treizième année, le 26 août 1818, elle fut saisie, dans la matinée, d'un frisson, suivi de malaise, colique et céphalalgie forte. Je la visitai le 27, à deux heures après midi ; la fièvre était des plus vives, et la langue fort chargée. Je prescrivis, de suite, deux grains de tartrite antimonié de potasse dissous dans vingt onces d'eau, et donnés par verre, d'un quart d'heure à l'autre. Ce vomitif procura la sortie d'une grande cuvette de matière porracée. Dans la soirée, il survint une hémorrhagie nazale qui diminua la douleur de tête; un lavement dégagea le bas ventre.

Le 28, troisième jour de la maladie, l'hémorrhagie se renouvela par intervalle; comme le pouls était capital malgré la diète rigoureuse, je ne fis rien pour l'arrêter. Dans l'après-midi j'aperçus de petits boutons rouges sur les joues et au cou, la fièvre diminua d'intensité.

Le quatrième, l'éruption se multiplia et la fièvre cessa entièrement. La malade fut mise aux soupes.

Le cinquième et le sixième se passèrent sans fièvre et les boutons allaient croissant et étaient fort rouges à leur base.

Le septième, la malade était contente, continua à n'avoir point de fièvre; elle fut tenue à une nourriture légère.

Le huitième, je fus visiter la malade avec mon collègue M. Segaud; une fièvre secondaire s'était manifestée, la malade fut remise aux alimens liquides.

Le neuvième, je fis ma visite avec M. Cavallier; nous trouvâmes la fièvre plus petite que la veille, nous recueillîmes sur verre de la matière des boutons.

Le dixième, M. Segaud revit la malade avec moi; il existait encore un peu de fièvre; le visage était enflé; je chargeai une mêche et un verre avec la matière qui était assez limpide; les boutons étaient très-nombreux, répandus indistinctement sur toute la surface du corps, la paume des mains et sur la plante des pieds.

Le onzième, la fièvre avait totalement disparu; je permis des alimens solides.

Le douzième, la malade se trouva bien; mais la suppuration était encore existante : M. Girard la visita avec moi ce jour-là.

Le treizième, la dessication a commencé; j'ai cessé de voir la malade. Je l'ai visitée de nouveau le 15 septembre, vingt-deuxième jour de la maladie, et j'ai encore trouvé des croûtes sous la plante des pieds. (SEUX.) »

« Une jeune fille, qui avait été vaccinée, il y a onze ans, entre à l'hôpital de Marseille, le 26 septembre 1818. A la suite d'un effroi, elle est prise de céphalalgie et de vertiges. Dès le second jour de la maladie, douleur aux régions lombaires, anorexie et apparition de quelques points rouges aux membres supérieurs et à la figure. Le troisième jour, pouls plein et fréquent, chaleur halitueuse. Les points rouges paraissent sur toutes les parties du corps; et, dès le soir, ils sont convertis en boutons. Le quatrième jour, léger gonflement à la face, céphalalgie plus forte, déglutition difficile. Les boutons sont plus saillans et plus nombreux; ils présentent à leur sommet une petite dépression, et sont entourés à leur base d'une aréole rouge; le soir, le gonflement est plus considérable aux paupières et au nez, avec inflammation aux ouvertures extérieures des narines, les bords libres des paupières sont garnis de boutons. Le cinquième jour, les paupières gonflées recouvrent presqu'en totalité le globe de l'œil : larmoyement, vue trouble, lèvres et gencives rouges, soif, pouls dur et fréquent; les boutons dégénèrent successivement en pustules, leur aréole est moins étendue, et la dépression plus marquée; le soir, les symptômes fébriles sont plus intenses. Le sixième jour, le gonflement est plus marqué à la face et aux paupières; les pustules qui les recouvrent sont plus saillantes et légèrement blanchâtres à leur sommet. Le sixième jour, la rougeur et le gonflement sont moins marqués à la face, les paupières moins serrées, l'appétit revient, la déglutition est facile, le pouls régulier et peu fréquent, les pustules sont moins volumineuses, quelques-unes se vident et forment de petites croûtes. Dès le soir, le gonflement et la rougeur de la face ont presque entièrement disparu, et il n'y a plus de fièvre, les pustules du visage ont formé des croûtes; celles des autres parties du corps disparaissent sans qu'il en sorte aucun fluide. Le huitième jour, les pustules se sèchent, sont de couleur jaune, et n'ont point formé de croûtes; le neuvième jour, apyrexie, les croûtes de la face tombent successivement en écailles sur les autres

parties du corps. Le dixième jour, rien de nouveau ; enfin, le onzième jour, on remarque à la
face des enfoncemens après la chute des croûtes.
La convalescence est assurée. »

Si des observations semblables se présentaient
aujourd'hui aux membres du comité du dépôt
de vaccin, ils ne seraient pas, je pense, long-
tems embarrassés, pour assigner le caractère de
l'éruption qui les constituerait. En 1818, nous
étions encore à l'enfance de la varioloïde, elle
n'avait pas alors même de nom, et pour être connue, elle a eu besoin de grandir sous nos yeux.
Le tems a toujours été un grand maître pour
nous dévoiler les mystères de la nature.

Il appartenait à l'épidémie actuelle de soulever
le voile qui cache encore à nos yeux la vérité ;
et l'on jugera, par la publication de cet opuscule,
si j'ai été un de ces indiscrets qui n'ont pas
craint de se présenter seuls et sans être guidés par
le fil d'une autre Ariadne dans l'intérieur de ce
nouveau labyrinthe.

. C'est au mois de mai qu'ayant visité avec mon
neveu, sur l'invitation de M. Revest, jeune chirurgien et excellent observateur, un jeune homme de 24 ans, logé rue du Petit-Puits, vacciné
il y a 22 ans, porteur, à chaque bras, de trois
belles cicatrices, et néanmoins atteint d'une varioloïde confluente après avoir donné des soins
à son cousin, non-vacciné, et mort d'une petite
vérole gangreneuse, que je conçus l'idée de pro-

fiter de cette circonstance, pour faire des essais qui pouvaient, selon moi, devenir du plus grand intérêt, et me mettre sur la voie pour découvrir la nature particulière d'une maladie dont tout le monde parlait et qui n'était cependant encore bien connue de personne.

Observations d'inoculation de la Varioloïde.

N° 1. — Le 17 du mois de mai, MM. Robert oncle et neveu, et Revest, visitèrent, à la rue du Petit-Puits, le nommé Honoré Michel, natif d'Entrevaux, âgé de 24 ans, et qui portait à chaque bras, au-dessous de l'insertion du deltoïde, trois cicatrices de la largeur d'une pièce de dix sols, résultant de la vaccine qu'on lui avait inoculée à l'âge de deux ans. Sa sœur, plus âgée que lui, le certifia. Ce jeune homme avait donné ses soins à Joseph Geloi, son cousin, demeurant rue du Petit-Puits-St-Antoine, non vacciné, et atteint d'une petite vérole confluente, à laquelle il succomba le septième jour. Le 13 mai, trois ou quatre jours après cette visite, Michel se plaignit de grandes douleurs de tête et de nausées; le soir, éruption sur la poitrine, le visage et les membres supérieurs. Le 14, cette éruption augmente et devient presque confluente, délire dans la nuit. Le 15, le délire cesse, mais les douleurs de tête augmentent; il y a mal de gorge avec une grande gêne dans la déglutition.

3

Quinze sangsues appliquées au cou sont nécessaires pour faire disparaître ces symptômes; il est ensuite tranquille dans la journée. Le 16, les boutons augmentent toujours, ils sont assez rapprochés et présentent les caractères apparens de la petite vérole. Le 17, quelques-uns de ces boutons commencent déjà à s'élever en pointe et à être remplis d'une humeur cristalline. Le 18, tous les boutons sont à-peu-près remplis de cette humeur, ils sont très-inégaux dans leur grosseur. Le 19, sixième jour de l'éruption, les boutons sont presque tous secs, il n'en existe que quelques-uns aux bras et aux jambes qui ne le soient pas. Deux verres sont chargés avec le pus d'une consistance moyenne qui remplissait les boutons. Le 20, il n'y a plus de boutons en suppuration. Le 21, la desquamation commence à se faire.

Nos 2 et 3. — Le pus pris le 19 mai, a été inoculé le 24 à deux enfans bien portans et n'ayant pas eu la petite vérole ni la vaccine, âgés l'un de cinq ans, l'autre de trois ans. Chez ces deux enfans il s'est fait au lieu de piqûres une éruption qui a parcouru tous ses périodes comme dans la vraie vaccine. Le 31, on observait à chaque bras de ces deux enfans quatre gros boutons bien développés, déprimés à leur centre, d'une couleur argentine, remplis d'un liquide limpide transparent et d'une moyenne consistance. Ces boutons étaient entourés d'une aréole inflammatoire assez étendue, èt le tissu cellulaire sousjacent était dur et renittent. Les 30, 31 mai, et le 1er juillet, ils ont eu la fièvre, assoupissement, mal de tête. Ce dernier jour, une éruption générale sur le corps de l'un et de l'autre a eu lieu. Elle est plus forte chez le garçon qui a eu aussi une plus forte fièvre. Cette éruption, qui ne consiste d'abord qu'en des petits points rouges, augmente progressivement et donne lieu au développement de pustules ayant le caractère de celles de la petite vérole. Dans l'espace de six jours, elles avaient acquis leur entier accroissement, et se desséchèrent du 7me au 8me jour. La desquamation se fit peu de jours après; les croûtes des boutons résultant des piqûres tombèrent le 18me jour de l'ino-culation. Pendant quinze jours ou trois semai-nes, diverses pustules secondaires, semblables aux premières, mais plus irrégulières, se sont déclarées chez ces deux enfans. Trois et quatre jours au plus suffisaient à leur entier dévelop-pement et à leur dessication.

N° 4. — Du pus pris sur verre le 1er juin sur l'aîné des enfans ci-dessus, et des boutons résul-tant des piqûres, fut inoculé le 5 juin à un jeune enfant de trois ans, rue des Petits-Pères, par quatre piqûres faites à la partie supérieure et externe de chaque bras. Le père et la mère de cet enfant étaient bien constitués, et lui-même jouis-sait d'une bonne santé. Un petit point rouge se montra à l'endroit des piqûres le quatrième jour de l'inoculation ; chaque point rouge devint un bouton qui parcourut ses périodes d'une manière très-régulière et présentait le 13 juin, visité en présence de M. le docteur Ducros, les caractères suivans : pustules bien développées, déprimées au centre, et relevées sur leurs bords, d'une couleur argentine et remplie d'un liquide demi-transparent. En les piquant avec la pointe d'une lancette, il en sortait des goutelettes limpides. Ces pustules étaient entourées d'une aréole inflammatoire ; le liquide qu'elles contenaient servit à inoculer, le même jour, deux autres enfans, dont nous parlerons plus bas. Le 13 au soir, cet enfant eut une fièvre violente, accompagnée de mal de tête et d'assoupissement, elle dura pendant les journées du 14 et du 15, où l'on vit paraître sur la face et successivement sur les autres parties du corps, une grande quantité de petits points rouges qui grossirent chaque jour, et parvinrent, dans l'espace de cinq jours, à leur entier développement ; ils étaient répandus sur tout le corps et confluens, présentant tous les caractères de boutons varioleux. Le 21 et le 22 juin, la dessication des boutons commença, et le 28 les croûtes étaient tombées.

Nos 5 et 6. — Les deux enfans inoculés le 13, comme nous l'avons dit ci-dessus, ont eu une éruption locale pareille à celle des cas précédens. Le huitième jour de l'inoculation, il y a eu fièvre, douleur de tête pendant trois jours, assoupissement et état presque comateux chez le plus jeune. Il se fait une éruption générale et la fièvre cesse, mais elle s'annonce très-discrète, surtout chez ce dernier. Ces boutons, en petit nombre, parcoururent leurs périodes et offrirent les caractères de la variole bénigne. La dessication s'est faite du huitième au sixième jour, et les croûtes sont tombées trois ou quatre jours après.

Le 18 juin, une jeune fille, âgée de six ans, a été inoculée de bras à bras avec le pus des boutons développés sur le lieu des piqûres de l'un des deux enfans inoculés le 13. Cette inoculation a donné lieu d'abord à une éruption locale semblable à celle des enfans précités. Le 25 et le 26, il y a eu fièvre, mal de tête, assoupissement. Le 27, la fièvre diminue, éruption au visage. Le 28, cette éruption s'est étendue aux mains, et quelques boutons se sont développés sur les autres parties du corps. Ces boutons ont successivement grossi et ont présenté tous les caractères de ceux de la petite vérole. M. le docteur Beraud a été de cet avis en les voyant, et sans avoir aucune connaissance de la nature de l'inoculation. Il y en avait plusieurs qui étaient irrégulièrement sphéroïdes, mais un grand nombre étaient aplatis et légèrement déprimés dans leur centre. Le 1er juillet, les boutons de la face commençaient à se dessécher;

mais il y en avait encore aux mains, en pleine suppuration. Deux verres sont chargés, pour pouvoir servir à de nouvelles expériences, afin de parvenir à localiser l'éruption, en faisant des inoculations successives avec la matière provenant de la première varioloïde, ce qui peut n'être pas impossible, puisque les derniers inoculés ont eu une éruption générale très-bornée. J'ai toujours pensé qu'un plus grand nombre d'expériences m'auraient conduit à ce résultat. C'est une idée que je livre aux médecins, ils peuvent tour-à-tour faire des essais avec la petite vérole et la varioloïde, et je ne doute pas de leurs succès en ce genre.

Ces six enfans jouissent aujourd'hui, 29 juillet, de la meilleure santé, et, aux yeux même du vulgaire, ils ont eu une petite vérole très-bénigne. Si l'on examine l'historique de leur inoculation, on verra que la varioloïde a suivi ici la même série de symptômes qui sont tracés par les anciens inoculateurs de la petite vérole. Il y a eu d'abord éruption locale à l'endroit des piqûres ; les boutons se sont développés d'une manière régulière, avec le caractère de ceux de la vaccine, si semblables, à cette époque, aux pustules de la variole, si l'on prononce sur leur nature du sixième au septième jour ; mais du huitième au neuvième, la fièvre d'éruption générale se déclare, dure deux ou trois jours, et alors, les boutons qui surviennent suivent la marche de ceux de la petite vérole bénigne dans tout ce qui a rapport à leur suppuration et à leur dessication, qui sont toujours très-promptes.

Tout a concouru, sans doute, à raison de la force de l'épidémie actuelle et de la nature confluente de la varioloïde, chez l'individu qui m'en a fourni le virus, à favoriser la réussite de ces expériences; mais si cette maladie avait été bénigne, comme une simple varicelle, quoique ses prodrômes eussent été plus ou moins violens, il est dans l'ordre des choses possibles que les résultats n'eussent été alors que négatifs. Je pense qu'il ne faut, en conséquence, expérimenter que lorsque la varioloïde a le caractère apparent de la petite vérole, quoique survenue chez un individu évidemment vacciné.

Je suis bien éloigné de croire que les essais que je viens de faire puissent décider une question qui, sans contredit, sera encore long-tems controversée, et nous éclairer sur les causes cachées qui produisent la varioloïde. Les faits que je publie ne sont qu'une invitation à en recueillir de nouveaux, et c'est surtout aux médecins des grands hôpitaux que j'adresse mon appel.....

Mais pour ne laisser aucun doute à ceux qui ne partageraient pas mon opinion, je crois utile de mettre ici, sous les yeux de mes lecteurs, un tableau comparatif des caractères spécifiques de la variole et de la varioloïde inoculées par piqûres; on y verra une parfaite identité dans leurs différens symptômes.

PETITE VÉROLE INOCULÉE.

Premier jour, rien d'apparent. Deuxième jour, on voit une petite tache comme une morsure de puce, et la peau qui l'entoure se crispe. Troisième jour, petite tumeur lenticulaire présentant une légère aspérité. C'est là le germe du bouton varioleux. Quatrième jour, démangeaison, augmentation de cette tumeur qui paraît se changer en une vésicule déjà remplie d'une sérosité claire et limpide; on dirait une brûlure fort légère. Ces changemens sont plus sensibles et distincts le cinquième jour. Le sixième, douleur légère sous l'aisselle et roideur des bras; dès ce jour là, la tumeur rouge devient blanche et se déprime à son sommet. L'inflammation s'étend tout-autour, et il survient un petit phlegmon qui est plus ou moins douloureux : on voit alors une pustule au centre de la piqûre. Au septième jour, tous ces signes sont plus apparens, et constituent l'éruption locale ou primitive.

La fièvre d'infection secondaire, en général, commence du huitième au neuvième jour, et s'annonce par des douleurs de tête, dans les bras, les reins, les jambes, une inquiétude, des angoisses, visage pâle, souvent rouge, yeux humides et brillans; dégoût, nausées, vomissemens, frissons alternant avec un sentiment de chaleur, d'autres fois, point de frissons chez les adultes, la fièvre devient intense, il survient des hémorrhagies nazales, des rêvasseries et du délire. C'est alors que l'inflammation des piqûres s'élargit, et que la tumeur varioleuse augmente de volume et forme un noyau

VARIOLOÏDE INOCULÉE.

Ce qui se passe dans cette maladie, dans les 1ers jours, est exactement semblable à ce qui a lieu dans la petite vérole inoculée. C'est du troisième au quatrième jour que la piqûre enflammée forme une aspérité rouge, et qui a la forme d'une lentille, accompagnée de démangeaison. Le cinquième jour, la tumeur augmente, et se termine par une petite vessie, remplie d'une eau claire, et son centre est ombiliqué. Les malades se plaignent, le sixième jour, d'un engourdissement dans les bras et d'une douleur au creux de l'aisselle. Le septième jour, la vésicule blanchit, s'entoure d'une aréole purpurine, et repose sur une tumeur d'une nature phlegmoneuse. Les boutons ressemblent alors exactement, non-seulement à ceux de la petite vérole inoculée, mais à ceux de la vaccine. Du huitième au neuvième jour ce dernier aspect change, puisqu'il survient alors la fièvre d'infection secondaire, dont la durée est de deux à trois jours, suivie d'une éruption générale, commençant par la face et se répandant successivement sur les différentes parties du corps. Ces boutons, d'abord rouges, isolés, ressemblent à des échauboulures, mais ils se dessinent bientôt, et prennent la forme de boutons varioleux, quant à l'aspect et à la matière qu'ils contiennent. Mais leur dessication est plus prompte, et il n'y a pas pour l'ordinaire de fièvre de suppuration, comme dans la variole inoculée, vu le petit nombre de boutons survenus dans l'éruption secondaire. Lorsque la varioloïde est condur et phlegmoneux, entouré d'une aréole.

Le dixième ou onzième jour de l'inoculation, qui est le troisième de la fièvre d'invasion, l'éruption secondaire commence à paraître au visage, et successivement sur les autres parties du corps. Les boutons ne sont pas très-nombreux, mais ils occasionent une démangeaison et un prurit qui sont fort incommodes. Cette éruption dure trois jours ; dès le second le malade est soulagé. Il est si bien, les jours suivans, qu'on le dirait presque guéri, et la fièvre de suppuration, vu le petit nombre de boutons, n'a pas lieu. Les piqûres néanmoins sont fort enflammées et douloureuses, la rougeur s'étend ; et les boutons qui entourent la grosse pustule blanchissent. On voit ensuite les boutons de l'éruption générale augmenter de volume, s'élever, s'arrondir, blanchir à leur sommet. Ils sont entourés d'un cercle rouge, et la matière qu'ils contiennent, de claire et séreuse qu'elle était, se change en pus ; bientôt les boutons se sèchent et tombent en croûte. Le visage est le premier dépouillé. On remarque qu'une partie des boutons ne suppure pas, mais se termine par une espèce de résolution insensible.

fluente, la dessication n'arrive jamais avant le dixième jour, comme cela a lieu lorsqu'elle est bénigne. Elle se prolonge, au contraire, les croûtes tombent lentement, et laissent quelquefois des cicatrices, qui marquent comme celles de la variole.

Il est digne de remarque que ces deux espèces de varioloïde, la confluente et la bénigne, sans en excepter même la varicelle, qui sont, à mon avis, trois sœurs congénères, sont toutes également précédées de fièvre, de dégoût, de nausées, de vomissemens, et sont également contagieuses. Quelques auteurs, cependant, contestent encore la contagion de cette dernière, à raison de sa bénignité.

On observe, enfin, que la marche de la varioloïde, dans le cas où elle se développe épidémiquement et par incubation, ressemble toujours à celle de la petite vérole naturelle ; mais son caractère, chez le grand nombre des vaccinés qu'elle attaque, est ordinairement benin, et l'indice évident d'une modification essentielle, heureusement introduite par la vaccine chez ceux qui en ont éprouvé les bienfaits.

Quoiqu'il en soit, il ne sera jamais superflu ou inutile de corroborer le nouveau point de doctrine que je veux établir, de l'autorité des hommes de l'art qui, à raison de leurs talens ou de leurs fonctions, doivent exercer sur elle une grande influence. Ainsi on lit dans le rapport précité, fait à lord Sidmouth, et signé par le docteur Latham, président du collége royal des médecins de Londres, que dans l'épidémie varioleuse qui régna, en 1816, dans la ville d'Ulverston, le nombre des individus vaccinés, qui ont été soumis à la contagion, s'est élevé à cinquante-trois. Leur vaccination datait de six ans, et avait été pratiquée par dix chirurgiens. Le même fait avait été auparavant observé en 1814, à Crediton, dans le Devonshire, par M. Hugo, et l'on avait vu aussi deux enfans, vaccinés à Londres par le docteur Jenner lui-même, avoir ensuite la petite vérole. Ce qui justifie, jusqu'à un certain point, les conseils donnés par les médecins anglais, de revenir, de tems-en-tems, à des vaccinations périodiques. Mais il est consolant que parmi ces faits, il n'existe aucun exemple, de mort dans le cas de variole après la vaccine (1).

La Revue encyclopédique, du mois de mai 1828, donne quelques détails très-intéressans sur l'épidémie de petite vérole qui a enlevé le tiers des malades à Halifax, et où l'on a vu de véritables petites véroles après la vaccine. Le docteur Almon, qui a décrit cette épidémie dans une lettre adressée au docteur Waren à Boston, a constaté soigneusement les faits qu'il rapporte, et il s'est assuré que l'un des malades qu'il n'a pu sauver, avait eu une première petite vérole dont il por-

(1) Bibliothèque médicale, tom. 58.

tait les marques. A Halifax, les individus vaccinés ou inoculés, n'ont eu, pour la plupart,
qu'une petite vérole bénigne, et d'autres seulement des varioloïdes. Ce médecin pense que l'effet de la vaccine, ainsi que celui de l'inoculation
s'affaiblissent avec le tems, et son expérience
semble le confirmer ; parmi les personnes atteintes de la petite vérole quoique vaccinées, il a vu
constamment, que la maladie était plus grave
chez ceux dont la vaccination était ancienne (1).

Enfin, je terminerai ces citations, par un ex-
trait succinct du beau rapport que M. Paul
Dubois, a fait à l'Académie royale de médecine,
dans sa séance du 1er avril dernier, et où l'on verra
quelle est l'opinion de la commission dont il est
l'organe, sur la nature de la varioloïde (2).
M. Dubois agite la question de savoir si les varioloïdes sont des maladies distinctes de la variole ou ne sont qu'une variole mitigée. Elles con-
sistent en une éruption de même forme, que
celle de la variole, ayant le même caractère de
gravité au début, mais sans fièvre secondaire et
ayant moins de durée. Elles se sont souvent présentées dans l'épidémie variolique de 1826, et
cela dans les plus petites localités, comme dans

---

(1) La même observation se vérifie tous les jours dans l'épidémie de Marseille ; on y compte plusieurs victimes sur d'anciens
vaccinés, et même chez des adultes marqués de la petite vérole
naturelle.

(2) Archives générales de médecine, mai 1828.

les plus grandes ; elles se sont propagées par contagion comme la variole ; elles venaient évidemment de celle-ci chez les individus vaccinés qui les ont offertes. S'appuyant sur de semblables observations faites en Ecosse en 1818 ; en Angleterre en 1819, 1822 et 1824, et aux Etats-Unis en 1823 et 1824, la commission de l'Académie pense, qu'elles ont les mêmes causes générales, se développent l'une par l'autre, et que la varioloïde enfin n'est que la variole modifiée par des dispositions individuelles, et par l'action tutélaire de la vaccine ; ses preuves sont : 1° que dans les épidémies varioliques, le très-petit nombre des vaccinés qui a été atteint, n'a eu que la varioloïde ; 2° que cette varioloïde a souvent succédé à l'inoculation de la variole ; 3° que d'autre part l'inoculation de la varioloïde a quelquefois produit la variole. Elle cite plusieurs cas dans lesquels une de ces maladies a produit l'autre par contagion. Ainsi, dans l'épidémie variolique de Philadelphie en 1824, on a vu l'épidémie produire dans la même famille les deux maladies, c'est-à-dire la variole chez les uns, et la varioloïde chez les autres. Dans un autre, tous les enfans vaccinés, ne sont atteints que de la varioloïde ; un seul qui ne l'a pas été a la variole et en meurt. Un mari soigne sa femme malade d'une varioloïde, et y puise le germe d'une variole à laquelle il succombe. En terminant son rapport M. Dubois remarque que l'on ne peut rien conclure de cette identité de nature de la variole et de la varioloïde contre la vaccine. Celle-ci n'en est pas moins un secours précieux ; en effet, les vaccinés ont résisté, en général, aux épidémies de variole et de varioloïde, et le petit nombre de ceux qui en sont atteins n'ont qu'une varioloïde bénigne, qui n'a jamais été mortelle ni même suivie de difformités (1).

De ces différentes opinions, publiées dans les deux mondes, et en différens tems, on doit conclure que la varioloïde, née de la vaccination, acquiert chaque année un caractère plus prononcé, et que son intensité augmente progressivement, puisque l'épidémie de Marseille est la première qui nous l'ait offerte avec des symptômes évidemment varioliques et malins, donnant lieu à plusieurs accidens funestes, et jusqu'à ce moment inaperçus dans les autres épidémies.

Mais si pour ce qui concerne le rapprochement et les affinités de la petite vérole et de la varioloïde l'on pouvait dire que j'ai eu des précurseurs, on ne me refusera pas du moins, d'être le premier qui ait écrit sur l'identité de la vaccine et de ces deux maladies. C'est là, sans doute, une question qui est encore toute vierge ; je vais toucher un objet jusqu'ici inviolable et sacré, mais

---

(1) L'épidémie de Marseille nous présente un grand nombre de faits tout contraires à cette assertion. Pourrait-on dire ici de la varioloïde : *vires acquirit eundo.*

quelle mine riche et féconde en beaux résultats, ne vais-je pas exploiter !- La vaccine ne pourra plus avoir d'ennemis, dès qu'on connaîtra sa véritable nature et sa vraie origine.

Pour un observateur attentif, il sera toujours facile de voir dans la vaccine, un véritable bouton varioleux. Examiné sous le rapport de sa formation primitive, et dans ses progrès ultérieurs, on reconnaîtra, dans l'une et dans l'autre, le même travail morbifique. Les premiers jours la piqûre reste indolente; vers le troisième elle s'enflamme; une petite tumeur s'y développe, entourée d'un disque rouge; les jours suivans, le volume du bouton vaccinal augmente, il prend la forme d'un ombilic, et se remplit d'un liquide cristalin ou argenté. Tel est vers le septième jour l'état de ce bouton. Depuis cette époque jusqu'au onzième jour, où la période d'inflammation cesse, on a vu successivement le bourrelet circulaire plus large, plus élevé, plus rempli de matière; l'aréole est plus prononcée, la peau qui est au-dessous s'épaissit et prend le nom de tumeur vaccinale. C'est alors que le vacciné éprouve une chaleur vive à la partie, un picotement au bras, et quelquefois une douleur dans les glandes des aisselles, signes très-remarquables, et qu'on rencontre, comme je l'ai dit ci-dessus, dans la variole et la varioloïde inoculées. C'est au douzième jour que la dessication commence et que la liqueur contenue dans le bour-

relet circulaire se trouble , puis devient jaunâtre
et puriforme ; le treizième jour la dessication fait
des progrès ; le quatorzième , la croûte devient
dure comme de la corne ; elle conserve toujours
au centre la forme ombilicale., et tombe du
vingt-quatrième au vingt-septième jour. Que l'on
compare cette description de la vaccine , considérée seulement comme une simple petite vérole
locale , et l'on prononcera hardiment sur son
identité avec la variole inoculée, lorsqu'elle n'est
point suivie d'éruption générale.

Mais, me dira-t-on , sur quel fondement éta-
blissez-vous qu'une éruption aussi bénigne que
celle de la vaccine , doive reconnaître la même
origine et la même nature que celle de la variole
et de la varioloïde, maladies quelquefois si graves et si funestes ? Je réponds que l'on doit cette
bénignité de la vaccine, quoique venant d'une
source variolique, à un de ces phénomènes phy-
siologiques qui jusqu'à ce jour ont été inexplicables, à l'inoculation de la matière première sur
un être vivant intermédiaire, ce qui a produit
le même miracle que la greffe opère tous les
jours sur les arbres pour l'amélioration de leurs
fruits. C'est l'homme qui, selon moi, a transmis
primitivement la petite vérole à la vache, aux
moutons et aux oiseaux de basse-cour, à cause
de ses relations journalières avec ces animaux;
la matière variolique en passant alors dans les
fluides de ce premier ruminant, s'y est miti-

gée, adoucie et dépouillée de son venin, de la
même manière que le lait des herbivores est toujours plus doux, plus butireux, et moins ani-
malisé, que ne l'est celui des quadrupèdes qui se
nourrissent de substances animales (1).

L'histoire, en rapportant l'apparition de la
petite vérole au 6me ou 7me siècle ; celle du cla-
veau, chez les moutons, au 16me ; et celle de la
vaccine, vers la fin du 18me, ne semble-t-elle pas
nous indiquer que la variole humaine a précédé
de beaucoup de siècles celle des animaux ; et
que cette communication n'a eu lieu que lorsque l'agriculture, en faisant des progrès, a mis
l'habitant de la campagne dans la nécessité de
multiplier ses relations avec les animaux consa-
crés à ses travaux agricoles, à ses besoins domestiques et aux produits de ses manufactures.

Les divers faits cliniques que j'ai recueillis,
et que je n'ai pu multiplier encore comme je le
désire, me font penser que la petite vérole ino-

---

(1) M. Grognier, savant professeur à l'école vétérinaire de Lyon,
a consigné, dans le journal analytique des sciences médicales,
avril 1828, l'expérience faite par Yonck, au sujet du lait d'une
chienne qui se caillait seul et avait du beurre, tant qu'elle fut
nourrie avec des substances végétales; mais ce lait devint alkalin
et fut privé de beurre, lorsqu'elle fut remise à la nourriture animale. Que de choses cette expérience ne nous donne-t-elle pas à
penser, sous le rapport de la nourriture des nourrices, des qua-
lités de leur lait, et de l'influence de ce liquide sur la santé ou
les maladies des enfans!

culée successivement à un grand nombre d'individus, finirait par n'être plus qu'une éruption locale, et acquerrait la bénignité de la vaccine. Qui doute que si un praticien avait la patience de parvenir à une succession de 1352 inoculations de variole, comme l'a fait le docteur Barrey, de Besançon, pour la vaccine, il n'obtint le résultat indiqué, puisque les anciens inoculateurs s'étaient déjà aperçus qu'ils n'avaient très-souvent qu'une éruption locale, qui n'était cependant que le produit d'une seule opération.

Pour appuyer de plus en plus le nouveau point de doctrine que je professe, je vais citer ici l'observation que m'a fourni M. le docteur Filhol, de Ste-Tulle, mon ami d'enfance, et compagnon distingué de mes études médicales, ainsi que de mes services à l'armée. Elle contient des faits qui jusqu'à ce moment m'avaient paru inexplicables, mais qui découlent tout naturellement aujourd'hui de l'opinion que je viens d'émettre sur l'identité de la vaccine et de la petite vérole.

« Le 14 mai 1823, le fils de Joseph Féreoux, cultivateur à Ste-Tulle, département des Basses-Alpes, âgé de trois ans, fut inoculé avec du virus variolique, pris chez un militaire à l'hôpital de Manosque, pus qui avait été donné pour du vaccin. Ce virus se développa chez cet enfant avec tous les symptômes propres à la vaccine, sans éruption générale et borné à la partie piquée. Ce même virus a été inoculé à deux autres enfans;

il s'est transmis de l'un à l'autre sans phénomène remarquable, et sans que l'éruption ait
été interrompue dans son cours.

« Trois ou quatre jours après que le fils Féreoux
eut été inoculé, la fille de Joseph Lombard, du
même âge environ, et qui jouait journellement
avec lui, fut attaquée d'une petite vérole confluente, qui a laissé de profondes cicatrices. A
l'époque de la dessication de cette dernière éruption, le frère de la variolée fut atteint à son
tour de la même maladie, mais d'une manière
discrète.

« Le 2 juin suivant, le fils de Blaise Gondran,
âgé d'environ trois ans, fut inoculé avec le même virus que celui du soldat, transmis par un
autre enfant qui l'avait reçu du fils Féreoux. Une
éruption régulière se développa, parcourut ses
périodes comme à l'ordinaire et servit le huitième jour à l'inoculation d'autres enfans. Mais du
neuvième au dixième jour, il se manifesta chez
le fils Gondran une petite vérole discrète, avec
éruption générale, et cette maladie se borna là
sans communication à d'autres individus.

« Treize enfans ont été successivement inoculés avec le virus pris chez le fils Gondran,
avant que l'éruption secondaire se fut manifestée;
chez tous, la maladie a suivi sa marche accou-
tumée et a été purement locale, sans aucun phénomène étranger, à l'exception de Marie Hode,
jeune fille de trois ans, chez laquelle l'insertion

du virus, développa en même-tems une éruption
cutanée, semblable à la rougeole, qui dura huit
jours, et qui n'empêcha pas l'éruption princi-
pale de suivre ses périodes ordinaires. »

Il résulte évidemment de l'exposé qui précède,
que le docteur Filhol étant persuadé d'avoir
reçu du virus vaccin, et non variolique, crut
observer chez son premier inoculé, une véritable vaccine, l'éruption n'ayant été que locale.
Cependant, c'était une vraie variole, puisque la
fille Lombard, prit une petite vérole confluente,
pour avoir fréquenté le prétendu vacciné, et la
communiqua à son jeune frère. Il est facile de
reconnaître, dans ce qui se passa chez le fils de
Blaise Gondran, la marche d'une petite vérole
inoculée; d'abord l'éruption a été locale jusqu'au
8me jour; c'est alors que le docteur Filhol a
pratiqué de nouvelles inoculations, en se servant du virus pseudo-vaccin; mais l'éruption
secondaire ne laissa plus de doute sur l'existence
d'une petite vérole qui fut à la vérité discrète,
et sans communication ultérieure.

Les treize enfans inoculés successivement avec
le virus pris chez le fils de Blaise Gondran, et
les deux qui l'avaient été avec celui que leur
avait fourni le fils Féreoux, n'eurent cependant
qu'une petite vérole locale, dégagée de tout autre symptôme consécutif, ce que le docteur
Filhol dut prendre pour une simple vaccine,
à cause de la parfaite ressemblance des boutons

de l'une et de l'autre, tant qu'il avait ignoré l'erreur qui avait eu lieu dans l'envoi d'un virus variolique pour un vaccinal. La maladie s'éteignit ainsi sans se communiquer, ce qui paraîtra toujours bien extraordinaire eu égard à son éminente faculté contagieuse.

Mais, me dira-t-on, comment parvint-on à reconnaître cette erreur? c'est que la même matière réputée vaccin, donna par l'inoculation quatre-vingt petites véroles à Manosque, bien caractérisées; et l'autorité municipale se crut obligée de faire une semonce à l'homme de l'art qui avait eu l'imprudence de distribuer un virus pour un autre.

On voit ici deux effets bien distincts, dans l'action du même virus, selon les localités; il produit à Manosque quatre-vingt petites véroles, et à Ste.Tulle, qui n'est qu'à une lieue de distance de cette ville, seize éruptions d'une nature varioleuse, mais purement locales, qu'on croit d'abord appartenir à la vaccine, et trois varioles analogues à celles de Manosque. Cette anomalie est un argument de plus en faveur de l'identité de la vaccine et de la variole que je veux établir, puisqu'on a pu prendre alternativement l'une pour l'autre, et ne changer d'opinion, que lorsqu'on a vu apparaître une éruption générale. Une observation aussi précieuse et aussi concluante vaut, à elle seule, un traité *ex professo*.

Je terminerai enfin ce paragraphe par une observation de varioloïde inoculée qui n'a donné lieu qu'à une éruption locale, ayant aussi l'apparence d'une vaccine. Je la dois à l'obligeance de M. le docteur Ducros, chirurgien de l'Hôtel-Dieu et du Lazaret.

Ce praticien fut appelé dans le mois de mars dernier, pour soigner une jeune fille de 11 ans, qui ayant été vaccinée était atteinte de la varioloïde. L'éruption se fit sans accidens et elle parcourut ses périodes dans six à sept jours. M. Ducros sachant que la petite vérole avait déjà affecté un très-grand nombre d'individus, et assuré de la vertu préservative de la vaccine, conseillait au père de l'inoculer à son fils, âgé de 5 ans. Celui-ci s'y refusa en disant que la vaccine ne préservait plus de la petite vérole. M. Ducros l'engagea alors à lui laisser inoculer la maladie de sa sœur, et sur son consentement, il prit, le 26 mars, du pus des boutons varioloïdes, au sixième jour de l'éruption, et fit, avec la pointe d'une lancette qui en était chargée, six piqûres à chaque bras de l'enfant. Cette opération donna lieu au développement de six beaux boutons à chaque bras, ayant l'apparence de boutons de vraie vaccine, après avoir parcouru les périodes ordinaires de cette maladie, et avoir acquis, le 8me jour, leur développement. Aucun accident ne suivit l'inoculation de la varioloïde, et la santé de l'enfant n'en éprouva aucune atteinte. A la fin de juin, M. Ducros a vacciné cet enfant avec du virus qui a produit chez d'autres de beaux boutons de vaccine, et ne s'est pas développé chez celui-ci.

L'époque du 26 mars, jour ou l'inoculation a été faite, est une circonstance qui n'a pu que concourir à rendre l'éruption purement locale ; la varioloïde était encore à son époque de bénignité pour la généralité des individus qui en étaient atteints, puisque la variole était elle-même alors à-peine aperçue ; et faisait si peu de victimes, que ce n'est qu'au mois de mai qu'on a commencé à connaître ses ravages, par l'augmentation des décès, inscrits aux registres de l'état-civil. D'ailleurs, la maladie éruptive de la jeune personne dont il est ici question s'étant manifestée sans accident peut rentrer dans la classe de ces varioloïdes bénignes, qu'on ne distingue presque pas de la simple varicelle ; et dans cet état, il était impossible que son inoculation pût avoir les mêmes résultats, que si elle avait été confluente et orageuse, comme nous l'avons vue dans les mois suivans, et chez l'individu qui m'a fourni le pus pour faire mes expériences. Au reste, il n'y a rien d'étonnant qu'une varioloïde d'une nature aussi bénigne que celle de cette jeune demoiselle n'ait pas été accompagnée d'une éruption secondaire, lorsqu'on voit clairement que le docteur Filhol n'a obtenu qu'une éruption locale, chez quinze enfans qui ont été successivement inoculés avec du pus varioleux.

§ 2me

La varioloïde, qui accompagne aujourd'hui si généralement les épidémies de petite vérole, annonce-t-elle que la vaccine n'a qu'un effet préservatif temporaire, ou doit-on la considérer comme le résultat d'une vaccination défectueuse et irrégulière ?

Jusqu'à l'année 1828, la varioloïde s'était toujours montrée bénigne ; elle n'avait jamais excité la sollicitude des gens de l'art, et on la confondait le plus souvent avec la varicelle la plus discrète. C'est faire pressentir qu'elle était considérée alors, moins comme une maladie, que comme une de ces éruptions anomales qu'on peut comparer, dans l'économie humaine, à ces météores fugitifs qui brillent d'un éclat éphémère dans le monde astronomique, et qui se dérobent ensuite instantanément à nos yeux. Cependant, un ordre nouveau semble succéder à l'ordre ancien, les bienfaits de la vaccine sont mis en doute, et la fille de Jenner peut être répudiée, si l'on ne se hâte d'établir sa légitimité.

L'intensité que la varioloïde vient de prendre cette année, tient-elle à une constitution médicale particulière, à l'influence d'une cause physique cachée, ou à un de ces phénomènes que la plus haute physiologie laissera toujours impénétrable et inaccessible à nos sens ? la nature voudrait-elle nous jeter, après trente ans de vaccination, dans un dédale inextricable? Il ne m'appartient pas de prononcer encore sur une question d'une si grave importance; le tems seul pourra éclaircir cet obscur mystère. Les vérités qui ont la sanction d'un quart de siècle ne se détruisent point par quelques anomalies; elles résistent même à l'opinion qui cherche intempestivement à les ébranler. Aussi, malgré les clameurs populaires qui viennent de s'élever contre la vaccine, à cause de la multiplicité des varioloïdes, la masse des vaccinés est là, pour soutenir les principes, et continue à présenter, comme une autre *colonne de granit*, un front invulnérable à l'épidémie.

Jusqu'à ce moment, quel que soit l'état comparatif des vaccinés anciens aux nouveaux, atteints de la varioloïde, et le caractère plus ou moins bénin ou grave de leur maladie, suivant l'époque de leur vaccination, il serait imprudent d'en conclure quelque chose contre la vaccine, sous le rapport de son effet préservatif. On l'a donné jusqu'ici comme illimité et perpétuel; vouloir qu'il ne soit aujourd'hui que temporaire, ce serait se prononcer trop brusquement sur un objet qui demande tant de méditations, et dont la seule annonce peut à si juste titre troubler l'existence de tant des millions de vaccinés, et leur donner même de si vives alarmes, au retour de chaque épidémie de petite vérole ou de varioloïde.

Cependant, je ne disconviens pas que l'épidémie de Marseille, ne doive devenir un *memento*
pour les gens de l'art. Le caractère de la varioloïde s'y est dessiné avec des traits beaucoup plus
marqués que dans aucune épidémie précédente;
dans celle de 1818, elle y conquit à-peine le
nom d'éruption anomale; celui qui sert à la dé-
signer aujourd'hui indique déjà une partie de
son origine, et il est possible qu'à sa plus prochaine apparition, sa nature soit parfaitement
connue et établie. Mais il faudra toujours tenir
compte de l'idiosyncrasie des individus qui en
seront atteints, et des circonstances qui auront
concouru à les placer dans la classe des exceptions,
quelque nombreux qu'ils puissent être.

Au reste, quoique sur la voie, nous n'avons pas
encore assez de documens authentiques, pour résoudre le grand problème; il nous faut une plus
ample moisson de faits cliniques, et d'expériences, résultant de différentes inoculations, avant
de nous prononcer sur la vertu préservative temporaire ou absolue de la vaccine.

Quelque opinion que l'on adopte sur la nature
de la varioloïde, on ne pourra jamais méconnaî-
tre que beaucoup d'enfans qui en ont été atteints
n'aient dû cette maladie à une vaccination défectueuse ou irrégulière. Chacun sait avec quelle
légèreté cette opération a toujours été pratiquée,
même par les gens de l'art; et combien ils ont
trouvé d'obstacles dans l'insouciance des parens

6

pour parvenir à constater l'état de l'éruption vaccinale. Dans certains pays, les mères et les matrones en ont été exclusivement chargées. Qu'attendre de pareilles vaccinations? n'y a-t-il pas mille circonstances qui ont dû détruire ou paralyser le travail de la nature, avant que la vaccine ait acquis son degré de maturité? Si ce n'est que du 15me au 16me jour, que sa vertu préservative est assurée, est-il beaucoup d'enfans qui respectent et laissent intacts leurs boutons jusqu'à cette époque? Mettant à part leur volonté, pourront-ils résister à porter la main sur leurs piqûres, lorsqu'un prurit incommode les sollicite si vivement à se gratter? Les adultes qui en pareille circonstance s'en abstiennent, remportent une victoire sur eux-mêmes; et l'on voudrait que les enfans, qui ont une si grande sensibilité, ne suivissent pas l'instinct qui les entraîne à calmer leur douleur. Qui peut calculer le nombre de ceux qui ont ainsi rendu leur vaccination imparfaite et irrégulière? Si quelque chose doit étonner, c'est qu'une plus grande quantité d'enfans réputés vaccinés n'ait pas été enlevée par la petite vérole, au lieu d'être seulement atteinte de la varioloïde.

Je placerai encore parmi les causes qui ont produit tant de vaccinations incomplètes, le petit nombre de piqûres, qui ne dépassant jamais six, dans la pratique ordinaire, n'ont souvent donné lieu qu'à un ou deux boutons plus ou moins réguliers. Si alors on a ajouté l'imprudence d'ouvrir ces boutons, et de les épuiser de leur fluide, l'opération n'a pu qu'être interrompue dans son cours, parce que le ferment nécessaire au mouvement inflammatoire qui produit l'effet préservatif, ayant été soustrait avant l'accomplissement de cet admirable phénomène, il en est résulté, pour ainsi dire, une véritable infécondation ; c'est ainsi qu'on lit, dans le rapport de l'établissement national de la vaccine, pour l'année 1816, à Londres, dont j'ai déjà parlé, qu'une épidémie varioleuse s'étant déclarée dans la paroisse de St-Osyth, et n'épargnant pas plus les vaccinés que les autres, M. Moore, directeur de cet établissement, accompagné de cinq chirurgiens, s'y transporta, et commença ses recherches par Mme Fisher, et Sara Fisher. La première avait été vaccinée, quinze ans auparavant, par une dame qui ne lui avait fait qu'une piqûre, et qui avait ouvert la vésicule au 9me jour ; la seconde le fut également par une seule piqûre, que lui fit un charlatan : ces deux femmes ont eu dernièrement la petite vérole à un degré très-modéré. Susanne Denny avait été vaccinée, il y a sept ans, par un chirurgien qui ne lui avait fait qu'une seule piqûre ; elle a eu une petite vérole très-bénigne. Henri Wilson fut vacciné il y a seize ans, et son frère Charles, il y a neuf ans ; ils eurent chacun une vésicule que l'on ouvrit chez le plus jeune. Ils ont eu dernièrement une petite vérole

★

mitigée, accompagnée de cinquante à soixante pustules, qui mûrirent de bonne heure. John Vesey, domestique de cette maison, avait été vacciné quatorze ans auparavant, par un chirurgien qui ne lui fit qu'une piqûre, et qui ouvrit la vésicule. Cet homme contracta la fièvre varioleuse, très-probablement de ses jeunes maîtres; il eut le délire pendant deux jours; l'éruption fut abondante, quoique distincte, et marcha régulièrement; les pustules parurent plus petites. Ce fut un cas de petite vérole bien marqué. Lydia Barnes fut inoculée par une piqûre à chaque bras, et l'on n'ouvrit pas les deux vésicules qui en résultèrent. Elle a, dernièrement, gardé un homme qui avait la petite vérole au degré le plus violent; elle eut une fièvre qui la retint trois jours au lit, et à laquelle succéda une éruption de cinquante boutons, dont quatre seulement mûrirent et fournirent des croûtes (1).

Ces faits, publiés depuis onze ans, en Angleterre, servent à nous expliquer la multiplicité des varioloïdes qui ont accompagné l'épidémie, de Marseille. Il est plus que probable que le grand nombre des vaccinés qui ont eu des récidives, se sont trouvés dans le même cas, que ceux de la paroisse de St-Osyth.

Quant à ceux chez lesquels la varioloïde a été

(1) Bibliothèque médicale, tom. 58.

très-grave ou funeste, je ne crois pas être trop rigoureux à leur égard, en attribuant cet effet pernicieux, indépendamment d'une opération défectueuse et imparfaite, à l'intensité de l'épidémie régnante, à l'ancienneté peut-être de leur vaccination, et surtout, à des dispositions individuelles qui ont exaspéré la maladie, sous l'influence d'une constitution atmosphérique particulière.

§ 3me

Observations et documens historiques relatifs aux épidémies de petite vérole et de varioloïde de Marseille, de Digne, et de quelques autres villes de la Provence.

Si dans une ville comme Londres, dont la population est de douze cent cinquante mille habitans, on a regardé comme très-violente l'épidémie varioleuse qui y a régné en 1825, et qui a fait 1252 victimes; quel nom donnera-t-on, par la suite, à celle de Marseille qui dans le court espace de trois mois, depuis le 1er mai jusqu'au 31 juillet, jour où j'écris, a enlevé 1071 individus pris indistinctement dans la classe des enfans et des adultes non-vaccinés.

On ne prévoit pas malheureusement à quelle époque cette épidémie pourra être arrêtée, puisque les naissances journalières lui fourniront toujours un nouvel aliment, la vaccine n'étant plus pratiquée aujourd'hui, à cause du préjugé popu-

laire qui l'emporte en cette circonstance sur l'autorité des médecins, et qui propage la fausse
idée, que la vaccination ne doit plus être mise en
usage pendant les chaleurs de l'été et pendant
le cours d'une variole qui est très-meurtrière. Que
peuvent attendre l'humanité et la population
naissante d'une opinion aussi erronée? La mort.

Cependant la vaccine est reconnue jusqu'ici
être encore le seul préservatif de la variole ; l'é-
pidémie actuelle ne fait que relever ses bienfaits,
et on ne pourra en arrêter les ravages que par
la vaccination générale, en y comprenant surtout
les nouveaux nés. Aucun moyen hygiénique, et
de police médicale ne saurait les mettre à l'abri
de l'influence délétère des miasmes qu'ils sont
aujourd'hui dans le cas de respirer, dès qu'ils
voient le jour; et si l'on veut connaître la nature
et les effets pernicieux de ces miasmes, on n'a qu'à
lire avec attention les observations suivantes, et
juger s'il n'est pas nécessaire que le gouvernement
français prenne enfin des mesures légales pour
extirper ce fléau vraiment pestilentiel.

N.º 1. — Marius Etienne, âgé de 4 ans, demeurant rue Vieux-Palais, n° 10, s'est plaint le 13
juillet, de coliques; sa mère lui donna du café.
A midi il s'est mis au lit; coliques, vomissemens,
convulsions par intervalle. Le 14, mêmes symptômes; éruption de taches rouges, d'abord sur
le corps, et ensuite sur la figure. Le soir ces
taches deviennent noires; les convulsions revien-

nent de tems en tems. Le 15, les pétéchies prennent une couleur bleuâtre; le soir „diarrhée. Le
16, éruption nombreuse de petits boutons rouges, la diarrhée a cessé. Le 17, ces boutons ont
le caractère de ceux de la petite vérole, mais ils
sont peu relevés au-dessus du niveau de la peau;
nuit très-agitée, difficulté d'avaler. Le 18, même
état des boutons et des pétéchies, le pouls est
misérable, râle, mort à midi. (ROBERT NEVEU.)

No 2. — Victor Tavan, âgé de 4 ans, demeurant cours Bourbon, n.º 22, malade depuis le
10 juillet; vomissemens, douleur de tête, fièvre; le lendemain, taches rouges, et le soir elles
deviennent noires; éruption varioleuse le 12,
troisième jour de la maladie. Les 13 et 14, même
état. Le 15, six sangsues appliquées à l'anus ont
beaucoup coulé pendant 12 heures, délire. Le
16, même état; mais des plaques noires et violettes
répandues partout le corps, escarres gangreneuses aux deux coudes, sèches et luisantes comme
de l'ébène. Le 17, même état; et le 18, à midi,
assoupissement léthargique, pouls petit, convul-
sif, mort à trois heures, tout le bas ventre étant
devenu livide, et le visage plombé avant midi,
heure à laquelle je le visitais avec M. le docteur Laberge (1).

---

(1) Le jeune frère de Victor Tavan, âgé de 18 mois, est mort dix
jours après, c'est-à-dire le 27 juillet, au quatrième jour de l'invasion de la variole, ayant tout le corps couvert de pétéchies noires, bleues et violettes, sans aucun bouton encore apparent.

No 3. — Louis-Désiré A***, cul-de-sac de la rue Negrel, n° 13, âgé de 5 ans, est atteint, le 20 mars dernier des symptômes précurseurs de la variole; fièvre, nausées, vomissemens; éruption de boutons le troisième jour, mais ils restent affaissés; le septième jour de sa maladie, tout son corps devient noir, et il meurt le 27 mars dans les convulsions. Cet enfant avait été soumis par ses parens à un régime incendiaire.

No 4. — Marie A***, sœur du précédent, âgée de 4 ans, se plaignit, le 2 avril, de douleur très-fortes au bas-ventre, qui lui arrachaient des cris affreux; les sangsues calmèrent ses souffrances; mais il survint alors des vomissemens, des grincemens de dents, et des convulsions; trois jours se passèrent ainsi dans les souffrances, et il parut alors une éruption sur tout le corps semblable à celle qui accompagne la fièvre ortiée; on y remarquait de plus des pétéchies; le lendemain, elle fut prise de nouveau de mouvemens convulsifs et périt ainsi, le 5 avril, dix jours après son jeune frère.

No 5. — Marie-Brigite C***, rue Castillon, n° 3, âgée de 3 ans et demi, se plaint, le 5 mai, d'une douleur au bas-ventre, et de nausées; les remèdes indiqués en pareil cas sont employés avec succès; le 8 au matin, une éruption des plus fortes se déclare, et devient confluente le premier jour; à midi, la malade expire, et son corps prend de suite une couleur livide.

N° 6. — Joséphine - Vierge P***, rue de la Mure, n° 17, âgée de 7 ans, se met au lit, le 6 mai, éprouvant alternativement des frissons et des chaleurs. Le 7, les frissons disparaissent par l'usage d'une tisane sudorifique, et la chaleur est moins forte; le 8 au soir, quelques boutons paraissent sur le front; le 9 au matin, l'éruption devient très-considérable; la déglutition est difficile et le gosier très-douloureux; douze sangsues appliquées au cou, procurent une amélioration ; le 10, l'éruption se fait bien; les 11, 12 et 13, il n'y a aucune apparence de crainte; le 14, la malade est contente et demande à manger: à deux heures du soir, elle se plaint d'une douleur de tête, qui augmente à chaque instant; à trois heures moins quelques minutes, elle expire, sa tête devient grosse et très-noire, même jusque dans le cuir chevelu.

N° 7. — Marie B***, âgée de 8 ans, rue de la Roquette, n° 3, tombe malade le 14 mai, se plaignant de douleurs très-fortes au bas-ventre; elle est soulagée par l'application de 12 sangsues. Le 19 au soir, des boutons paraissent sur la figure ; le 16, l'éruption est très-forte, et les boutons sont séparés par des pétéchies; le 17, la malade se refuse à boire, et reste ainsi jusqu'au 20 au soir où elle meurt.

N° 8. — La fille de M. P***, âgée de 6 ans environ, est prise de la fièvre le 3 mai; le 6, l'éruption de la petite vérole se manifeste avec quantité de pétéchies; le 19 elle expire, à 6 heures du matin, et devient toute livide quelques instans après sa mort.

Nº 9. — Le fils de M. R***, âgé de 5 ans, s'alite le 26 mai; le 28 au soir, l'éruption se manifeste, et est des plus confluentes. Des pétéchies couvrent tout son corps; le 3o, deux phlyctènes se montrent sur la joue gauche, elles contiennent une humeur noire; le 31, ces phlyctènes se sont ouvertes, et ont formé deux plaques gangreneuses; tout le corps est livide, et le 2 juin cet enfant expire.

Nº 10. — Le fils de M. B***, âgé de 9 ans, est atteint d'une éruption variolique le 24 juin; le 27, plusieurs pétéchies apparaissent sur le bas-ventre; ce symptôme annonce une issue funeste, et je persiste dans cette crainte jusqu'au 3o; à cette époque, l'éruption qui était très-pâle se colore, et les pétéchies disparaissent en grande partie; la maladie a suivi ensuite sa marche avec beaucoup de régularité, et la guérison a été assurée; le 15 juillet, la limonade à la glace et l'eau vineuse ont été les seules boissons du malade. C'est le seul exemple que j'ai eu de pétéchies qui n'aient pas été suivies de la mort; cette eau vineuse a consisté en un mélange parties égales de vin cuit et d'eau; les pétéchies ont disparu le quatrième jour de son usage, et alors la limonade à la glace a été la seule boisson.

Nº 11. — Le fils de M. M***, âgé de 3 ans,

éprouva le 30 juin l'éruption de la petite vérole ; les boutons restèrent déprimés, et des pétéchies se déclarèrent sur les extrémités inférieures et sur le bas-ventre ; il expira le 4 juillet, et devint tout livide après sa mort.

No 12. — La fille de M. C***, âgée de 6 ans, rue de la Mure, se met au lit avec la fièvre le 10 juin ; le 12, la petite vérole se déclare, et des pétéchies se font remarquer au bas-ventre, les boutons cependant présentent un caractère satisfaisant, les pétéchies disparaissent ; le 20, la dessication commence à se faire ; le 24, plusieurs points de suppuration se font remarquer à la figure, et principalement au front ; le 28, toutes les dents lui tombent, et des points de suppuration se font apercevoir même dans le milieu des alvéoles ; le 5 juillet, elle expira dans les plus horribles souffrances.

No 13. — Madame G***, rue de la Roquette, âgée de 23 ans, frappée de terreur depuis le commencement de l'épidémie, et n'osant plus sortir, tombe malade le 12 juin. Le 15, l'éruption se déclare avec des pétéchies, et le 17 au matin, elle meurt, avec une éruption des plus fortes.

No 14. — La fille de M. J***, âgée de 3 ans, malade depuis long-tems d'une gastrite chronique, est atteinte le 14 juin de la petite vérole, avec une grande quantité de pétéchies ; le 17, elle meurt.

No 15. — Le fils de M. C***, âgé de cinq ans

environ, est vacciné par M. le docteur Isoard, le 8 juin; les boutons de la vaccine, se développent d'une manière régulière. Le 15, la petite vérole se déclare; le 16, je suis appelé, je remarque les boutons de la vaccine qui sont très-beaux, et ceux de la variole qui commencent à paraître. Tout le corps du malade était couvert de pétéchies, il mourut le soir du même jour, et après la mort, tout son corps devint livide.

Nº 16. — La fille de M. B***, âgée d'environ trois ans, est prise le 23 juin de la petite vérole; il survient une grande quantité de pétéchies sur tout son corps; le 26, elle expire, et elle présente une couleur toute livide.

Nº 17. — La fille de madame H***, âgée de 13 ans, va se baigner à la mer le 4 juillet; le lendemain, elle se plaint d'une grande douleur de tête, avec fièvre et suffocation; le soir, la petite vérole se déclare, mais presque tous les boutons sont livides; le 7, le délire est très-fort, l'éruption ne se fait plus, les boutons deviennent toujours plus noirs et plus étendus; le 8 au matin, elle expire, au milieu de souffrances qu'il serait impossible de dépeindre.

Nº 18. — Le jeune C***, rue du Réfuge, âgé de 7 ans, se met au lit le 14 juillet; le 17, on remarquait déjà sur les bras de petites pétéchies violacées, la peau était sèche, la fièvre très-forte, la langue brunâtre, les dents fuligineuses, et le délire violent; le 18, les pétéchies des bras avaient disparu, et avaient été remplacées par de petits boutons ; les mêmes pétéchies qui avaient paru aux bras, et dont il ne restait plus aucune trace, reparurent le lendemain sur les cuisses. Le 19, le même phénomène qui avait eu lieu pour les bras, se renouvelle pour le corps, et les taches pétéchiales n'y existent plus. Des sangsues furent appliquées sur l'apophyse mastoïde; un bain fut prescrit, ainsi qu'une potion avec l'acétate d'ammoniaque. Le délire fut apaisé, et le bain renouvelé matin et soir. L'éruption fit des progrès sensibles, mais de nouvelles pétéchies se manifestèrent, et le délire reparut avec sa première intensité. Le 21, les boutons, qui la veille étaient assez colorés, devinrent pâles, et rentrèrent presqu'en totalité. Les pétéchies se multiplièrent, et quelques-unes sur le pied, avaient l'étendue d'une pièce de cinq francs. Le malade expira à deux heures du soir. La limonade à la glace, et l'eau vineuse furent son unique boisson. (REVEST.)

Ces 18 dernières observations sont sans doute plus que suffisantes, pour nous faire connaître toute l'intensité de l'épidémie régnante; et nous expliquent la source des nombreuses varioloïdes dont elle a été accompagnée, et qui sont survenues, non-seulement, chez des vaccinés, mais encore chez d'anciens variolés, ce qui est encore un argument en faveur de la vaccine; car si des personnes qui ont eu la petite vérole, il y a plus de cinquante ans, n'ont pas été à l'abri des at-

teintes de celle qui nous afflige dans ce moment,
lorsque les auteurs les plus graves tels que Boer-
rhaave, Van Swieten, Stoll, Lieautaud, etc.,
déclarent qu'on n'a jamais deux fois cette maladie, est-il étonnant que quelques vaccinés, dont
le nombre n'a jamais été d'un sur cent, aient été
atteints d'une varioloïde qui a toujours été très-
bénigne, excepté dans quelques cas particuliers
ou des complications l'ont rendue très-grave ou
même mortelle.

Comme dans aucune épidémie varioleuse, la
varioloïde n'avait jamais été ni aussi fréquente,
ni aussi intense, les observations choisies que je
vais insérer ici, ne pourront qu'intéresser vivement les gens de l'art, qui ne seraient pas encore
assez familiarisés avec cette nouvelle maladie.

N° 1. — Mlle Félicité D***, rue Reynarde, n°
19, âgée de dix-huit ans, vaccinée à 3 ans, ayant
quatre cicatrices de vaccine, se plaint le 2 juin,
d'un violent mal de tête, de nausées, et d'une
fièvre avec forte chaleur; elle éprouve beaucoup
d'angoisses, le jour suivant; la fièvre et le mal de
tête continuent, il y a même des vomissemens.
Le 4, l'éruption paraît; elle prend le caractère
d'une varioloïde bénigne, les boutons sont sphériques, remplis d'une liqueur cristalline, et
grossissent rapidement; ils sont peu nombreux;
le 12, la dessication commence, et se termine
bientôt.

N° 2. — M. Antoine D***, frère de la précédente, âgé de 22 ans, vacciné à six, et portant six cicatrices de vaccine, contracte la maladie de sa sœur, au moment de la dessication. Le 12 juin, les symptômes précurseurs ont été très-intenses, et l'éruption a une analogie parfaite avec ceux de la vraie petite vérole; elle parcourt les mêmes périodes, et la varioloïde est des plus confluentes. A-peine la dessication commence à la figure le 8me jour après l'éruption, c'est-à-dire, le 20 juin.

No 3. — Mlle Clarice-Antoinette C***, âgée de quatorze ans, rue Reynarde, n° 19, vaccinée à Toulon par M. Fleury, portant au bras six cicatrices de vaccine, et ayant eu, à l'âge de trois ans, une varicelle si intense, qu'on l'aurait facilement prise pour la petite vérole, a été atteinte, le 10 juin, des préludes de la varioloïde; après trois jours de fièvre, l'éruption a commencé, les boutons se sont arrondis, ont grossi très-promptement, et se sont desséchés le 21, après avoir parcouru leurs divers périodes d'une manière très-discrète.

No 4.— Mlle Anne C***, âgée de 7 ans et demi, vaccinée à Toulon par M. Auban, à l'âge de sept mois, ayant sept cicatrices de vaccine, et ayant eu, à l'âge de quatre ans, la varicelle, en grande quantité, a eu le 9 juin la fièvre, un mal de tête, des nausées; le 11, l'éruption a paru, a parcouru ses périodes ordinaires, et a donné lieu à une varioloïde des plus discrètes. La dessication n'a commencé que le 22 juin.

Nº 5.— Mˡˡᵉ A***, rue de la Reynarde, nº 19, âgée de vingt-deux ans, vaccinée à deux ans, ayant deux cicatrices de vaccine à un bras, et une à l'autre, d'un tempérament très-sanguin, eut le 14 mai une fièvre violente avec une douleur de tête intense, des nausées, et un grand accablement. Le 17, elle fut saignée et l'éruption commença à se faire; le gosier étant devenu douloureux, des sangsues furent appliquées au cou. Le dix-neuf, la maladie suivit sa marche ordinaire; et le 29, elle fut entièrement terminée, les boutons ayant séché dès le 24.

Nº 6.— La demoiselle de M. T***, Grand'rue, nº 96, âgée de 14 ans, vaccinée depuis l'âge de deux mois, portant cinq cicatrices de vaccine aux deux bras, eut le 16 mai, après les symptômes précurseurs ordinaires, une éruption qui fut assez forte, mais qui ne nécessita ni saignée, ni sangsues, mais seulement des cataplasmes émolliens au cou pour diminuer l'irritation du gosier; les boutons furent très-gros et aplatis. Le 25, la dessication fut parfaite.

Nº 7.— Le fils de M. Jean-Baptiste B***, rue du Puits-Sᵗ-Antoine, nº 1, a été pris, un mois après sa vaccination, de la varioloïde; les croûtes de la vaccine n'étaient pas encore tombées. Au premier moment, je pus croire que c'était la variole; mais la marche de l'éruption, l'aspect des boutons et leur dessication au 8ᵐᵉ jour, ne laissèrent plus de doute sur leur vrai caractère.

Nᵒ 8.— Mˡˡᵉ G***, Grand'rue, nᵒ 62, âgée de
14 ans, vaccinée depuis l'âge de six mois, se plaignit, le 15 mai, de douleurs violentes, avec difficulté d'avaler, de fréquentes nausées, une lassitude générale. Le 16, la fièvre et la douleur de
tête diminuèrent. Le 17, le gosier est toujours
irrité, et l'éruption a lieu. Les jours suivans, il
ne se passe rien de remarquable, et le 22 la maladie est terminée.

Nᵒ 9. — Benjamin C***, âgé de 8 ans, vacciné
par Mᵐᵉ Lieautaud, accoucheuse, à l'âge de trois
ans, a eu la varioloïde et a été soigné par M.
Frison; cette éruption a été accompagnée de
symptômes graves, et même alarmans. Il habitait
un étage supérieur à celui de la dame Thérèse
Tacony, qui avait une petite âgée de deux ans,
non-vaccinée; celle-ci contracta la petite vérole
du jeune C*** qui n'avait pourtant eu que la varioloïde, et l'éruption fut tellement confluente,
que cette pauvre enfant mourut au 7ᵐᵉ jour de
sa maladie.

Nᵒ 10.— Mˡˡᵉ Caroline F***, rue Château-Joly,
nᵒ 21, âgée de 9 ans, vaccinée à un an, ayant
deux cicatrices bien apparentes, a été atteinte
au commencement de juillet, de la fièvre, d'une
violente céphalalgie, de vomissement, et le troisième jour, il a paru une éruption de petits boutons rouges, sur les différentes parties de son
corps. Ces boutons ont sensiblement pris de jour
en jour le caractère et l'aspect d'une varioloïde

8

des plus confluentes. La maladie a suivi sa marche ordinaire, mais la dessication n'a commencé à se faire qu'au 9ᵐᵉ jour. (REVEST.)

Nᵒ 11. — M. le docteur Bondilh, vaccina, au commencement du mois de mai, un enfant âgé de 4 ans; la vaccine se développa d'une manière régulière, et au huitième jour, du vaccin pris sur cet enfant par M. Bondilh, fut inoculé à son jeune frère, âgé de 3 mois; la vaccine suivit ses diverses périodes avec succès, et tout annonçait chez ces deux enfans un effet préservatif assuré, lorsque le 8 juillet, l'aîné fut atteint d'une varioloïde discrète, et la communiqua au moment de la dessication à son frère puiné, qui malheureusement l'ayant eue confluente, périt le septième jour; il est bon de faire observer qu'il avait toujours été cacochyme depuis sa naissance.

Le même médecin a donné ses soins à trois individus de la même famille, demeurant rue des Consuls, et âgés le premier de 3 ans, le second de 12 et le troisième de 18; tous les trois avaient été vaccinés de très-bonne heure après leur naissance; ils ont tous eu la varioloïde, en commençant par le plus jeune, successivement les deux autres en ont été aussi atteints; mais les deux premiers l'ont eue très-bénigne, tandis que la plus âgée des demoiselles, en a une en ce moment très-confluente.

Nᵒ 12. — Joseph R***, âgé de 16 ans, fut vacciné par M. Gandy, et la vaccine fut reconnue légitime; cependant, dans les premiers jours du mois de juin, il fut atteint de douleurs dans les membres, lassitude générale, vomissemens, chaleur vive à la peau, éruption, trois jours après ces premiers symptômes, de petits boutons sur le front, le bord libre des lèvres et les parties latérales du cou; l'éruption devient bientôt générale; les boutons sont confluens, arrondis, déprimés et aplatis en quelques endroits; enfin le plus grand nombre est ombiliqué dans le centre; le 6me jour. Le 8me jour, ils sont remplis d'une humeur jaunâtre; la plupart des pustules s'arrondissent et prennent une forme sphérique du 9me au 11me; l'exsiccation de celles qui recouvrent la figure commence le douzième, et ne se manifeste dans les boutons des membres et du tronc que du 15me au 17me; la chute des croûtes n'est achevée que le 25me jour, après l'invasion des premiers symptômes; le front, les régions temporales, la partie antérieure du tronc et les surfaces correspondantes des membres supérieurs offrent également les traces des boutons.

N° 13. — Mlle C***, âgée de 16 ans, vaccinée par M. le docteur Girard et portant des traces évidentes des boutons, fut atteinte des symptômes précurseurs de la variole, dans les premiers jours de juillet. Développement de boutons pointus, au bout de trois jours; éruption générale et confluente sur le dos de la main et les avant-bras, plus précoce que celle de la face et des autres parties du corps; il survient du délire le 5me jour; gonflement de la face le 8me; salivation abondante, écoulement du mucus nasal du 9me au 12me; gonflement des mains et des pieds le 9me, exsiccation à la face le 11me; cette période ne s'est manifestée que le 13me aux membres, et notamment sur les mains où les premiers boutons avaient paru et se trouvaient en plus grand nombre.

L'éruption était confluente et cohérente en plusieurs points. Le front, les mains, le tronc présentent des creux.

N° 14. — Mlle Th***, âgée de 18 ans, ayant des cicatrices de vaccine, est atteinte, le 8 juillet, de douleurs vagues dans le tronc et les membres, de frissons et de vomissemens; cet état dure trois jours; le 4me jour, il se manifeste des boutons à la face qui se développent bientôt aussi sur toutes les parties du corps. A cette première éruption succède l'apparition de petites pustules miliaires, qui remplissent tout l'intervalle des premiers boutons; toute la surface du derme est boursouflée et la malade paraît plutôt atteinte d'un pemphigus ou d'une érysipèle phlycténoïde que d'une éruption varioleuse; la face se tuméfie, il survient de l'assoupissement interrompu par le délire. Le 7me jour, le développement des premiers boutons n'a point fait de progrès, une saignée abondante est pratiquée, et aussitôt apparition des menstrues 15 jours avant l'époque ordinaire, moins d'anxiété; le lendemain les pustules sont plus distinctes, la plupart sont cependant assez rapprochées pour former encore de larges plaques sur la face, les bras et les jambes; elles sont remplies d'une humeur d'une couleur gris cendré, tandis que les boutons isolés renferment une matière cristalline. Le gonflement de la face n'a cessé que le 12me jour; les membres ne se sont point tuméfiés, il n'y a point eu de ptyalisme; l'exsiccation a commencé à la face le 13e jour, et n'a été complette aux membres que le 15e jour, la chute des croûtes est presque achevée, mais il s'est formé depuis huit jours un grand nombre de petits phlegmons qui ont beaucoup tourmenté la malade et qui l'obligent à rester au lit; il ne sort de ces petites tumeurs que du sang noirâtre et coagulé. — On doit craindre que la face et les autres points où les pustules étaient assez cohérentes pour former des plaques ne présentent par la suite un grand nombre de creux ou godets.

N° 15. Mlle A **, âgée de 14 ans, douée d'une constitution très-robuste, fut atteinte le 23 juillet de douleurs vagues, avec lassitude extrême des membres inférieurs; le lendemain, il survint des vomissemens, frissons, fièvre, prostration des forces, rougeur fugace sur les régions antérieures du tronc et des membres; le 25, il se manifeste sur les points de la surface du corps que la position horizontale rend déclives des taches bleuâtres, de larges ecchymoses; elles occupent surtout la région postérieure du tronc; la fièvre est plus forte, la conjonctive est injectée, il y a de l'éternument, de la difficulté pour avaler; pendant la nuit les idées ont été altérées, et le matin, à ma visite, la malade ne répond à mes questions qu'avec beaucoup de difficulté; les taches larges que le corps présentait se répandirent sur les régions antérieures et se faisaient remarquer dans les points où elles étaient moins distinctes par un pointillé noirâtre; au milieu de ces symptômes bizarres qui laissaient dans une cruelle alternative sur la nature et la terminaison de la maladie, rien ne semblait annoncer une éruption prochaine, lorsque le 29 il parut quelques boutons sur le front et les parties latérales du cou; cette éruption nouvelle se manifesta ensuite sur la région dorsale, les mains, et ne tarda pas à devenir confluente à la face; elle présenta dans son cours la marche et le caractère de la varioloïde proprement dite, et fut cependant très-rare sur les membres inférieurs qui ont conservé, jusqu'au sixième jour de la maladie, les taches ecchymosées qui avaient paru dans les premiers jours; aujourd'hui premier août, la malade est sans fièvre, les boutons de la figure sont dans un état de dessication commençante. (Ducros.)

Les observations de varioloïdes que je viens de rapporter, à quelque degré de fréquence et d'intensité qu'elles se soient élevées, doivent cepen-

dant nous causer toujours moins d'étonnement
que celles qui sont relatives à des personnes qui,
ayant déjà eu la petite vérole naturelle, et con-
servant des cicatrices, en ont été atteintes néanmoins une seconde fois durant l'épidémie régnante.

Nᵒ 1. —Le fils de B***, âgé de 10 ans environ,
eut, il y a cinq ans, la petite vérole discrète; M.
Giraudy lui donna ses soins: quelques cicatrices
se remarquaient au visage. Le 27 mai, il a été
pris d'une éruption assez forte dont l'aspect, la
marche et les périodes ont été ceux d'une vraie
et seconde petite vérole; l'issue en a été heureuse.

Nᵒ 2. — La fille de M. J***, âgée d'environ 7
ans, rue de la Croix d'or, nᵒ 17, fut atteinte à
l'âge de 6 mois de la petite vérole, mais elle n'eut
qu'une vingtaine de boutons. M. Isoard, qui la
visita, reconnut une vraie petite vérole; à l'âge
de 4 ans elle eut la varicelle, et M. Isoard fut encore appelé pour lui donner ses soins. Sa mère ne
craignant point en conséquence l'épidémie pour
sa fille, la laissait fréquenter librement des maisons infectées, lorsque le 22 mai, celle-ci tomba
malade, et présenta tous les caractères de la petite vérole, ce qui ne fut pas jugé probable d'après
la première éruption de cette maladie. Appelé
auprès de cette fille, et recevant la confirmation
de tout ce qui s'était passé à ce sujet, et du diag-
nostic qu'en avait porté M. Isoard, homme si
instruit et si prudent, je crus n'avoir à traiter

qu'une gastrite, que je combattis en effet avec la tisane d'orge miellée, les sangsues appliquées sur l'estomac, et les fomentations émollientes; malgré l'emploi de tous ces moyens, le vomissement persistait, la fièvre était la même, lorsqu'au troisième jour j'aperçus sur la figure quelques boutons ; le quatrième jour, l'éruption fut bien prononcée au visage, à la poitrine et aux bras ; le cinquième jour, l'éruption fut générale, et je reconnus alors une véritable petite vérole; elle a été discrète, et a suivi ses périodes avec la plus grande régularité.

No 3. — La fille de M. O***, âgée de 10 ans et demi, rue Dauphine, no 17, fut atteinte, il y a cinq à six ans, d'une petite vérole discrète; ses périodes et ses symptômes furent si bien marqués, qu'on ne put se méprendre sur la nature de la maladie, d'ailleurs la petite vérole régnait dans la même maison à cette époque. Le cinq juin, cette jeune fille éprouva des vomissemens, des pesanteurs dans les membres, douleur de tête et lassitude générale. A ma première visite je n'eus aucun soupçon sur la nature de la maladie qui semblait s'annoncer, l'ayant soignée moi-même dans sa première petite vérole. A ma troisième visite, je ne fus pas peu étonné, lorsque j'aperçus au visage et sur les bras une éruption naissante; le quatrième jour, l'éruption fut générale, très-abondante, et suivie d'une grande quantité de pétéchies sur toute la région abdominale, j'annonçais dès-lors aux parens, le danger qui menaçait leur fille; la petite vérole devint des plus confluentes et eut une issue funeste, le dixième jour de l'éruption.

N° 4. — M^e R***, âgée de 56 ans, avait eu une variole très-confluente à 2 ans, et on n'observe guère de traces plus profondes et plus marquées de cette maladie, que celles qu'elle porte sur la figure. Le 25 juin 1828, après-midi, elle fut prise d'un léger frisson, de mal de tête et d'envies de vomir; nuit agitée, fièvre. Le 26, elle se lève dans la matinée et ne peut se tenir debout à cause des douleurs de tête, elle vomit deux fois et est obligée de se coucher; diète, boisson adoucissante. Le 27, même état. Le 28, mieux dans la matinée, elle se lève; mais le soir mal de tête, soif, pouls fréquent et fort; nuit agitée, sueurs abondantes. Le 29, même état; orangeade, crême: on aperçoit ce jour-là, une légère éruption de petits boutons aux mains, à l'avant-bras, et à la figure; la nuit est encore très-agitée, les douleurs de tête sont très-fortes, la fièvre vive, sueurs abondantes. Le 30 au matin, le mieux est très-marqué, la malade est presque sans fièvre; les boutons ont grossi et commencent à devenir blancs vers le centre; orangeade, crême de riz. Le premier juillet, le mieux continue, les boutons ont encore augmenté de volume; ils sont sphériques et remplis d'une humeur blanche à demi-transparente; soupes, orangeades. Le 2,

M^e R***, est tout-à-fait bien, elle mange avec plaisir une petite côtelette d'agneau. Le 4, la dessication des boutons est complette.

Il y a tout lieu de croire que la maladie a été
communiquée à M^e R*** par un enfant, inoculé
de la varioloïde, parce qu'au commencement de
l'éruption générale cet enfant, ayant la fièvre et
suant, avait été touché, sans méfiance, par la
malade.

N° 5. — M^e D***, âgée de 32 ans, se rendant
de Florence à Paris, fut retenue à Marseille par
des affaires pendant quelques jours; elle avait
joui pendant son voyage d'une santé parfaite,
lorsque le 16 juillet, elle éprouva tous les symptômes d'une fièvre éruptive; je fus appelé le lendemain, et mes premières questions ayant con-
firmé ce que l'aspect de la malade semblait m'offrir, je la crus exempte de l'éruption épidémique
qui faisait alors des ravages considérables à Marseille; on voyait en effet sur plusieurs points de
la face, des traces incontestables de la variole, et
je la crus seulement atteinte ou menacée de la
varicelle; mais le lendemain, à la rougeur et au
gonflement du visage, succéda l'apparition d'un
grand nombre de boutons durs, pointus, en plus
grand nombre au front et sur le bord libre des
lèvres; l'éruption devint bientôt générale; elle
fut accompagnée de gonflement de la paupière
supérieure, de difficulté pour avaler et de vomissemens fréquens; pendant la nuit du 19, il y

eut du délire, et le lendemain une anxiété extrême,
ce qui empêcha d'avoir recours à la saignée qui,
le matin, semblait être réclamée impérieusement
par la congestion vers l'encéphale. Le 20 et le 21,
l'éruption était confluente à la face, à la région
antérieure du tronc et sur les membres; quelques intervalles qui n'étaient pas occupés par les
boutons laissaient apercevoir à quel degré de
rougeur et de gonflement le derme était parvenu
successivement; pendant les jours suivans, la
maladie offrit encore mieux tous les caractères
d'une petite vérole confluente; les pustules ac-
quirent une saillie et une étendue en surface
que je n'avais pas encore remarqué dans cette
épidémie. Le 23, des symptômes graves se manifestèrent de nouveau; la déglutition devint difficile, une rêvasserie délirante, coïncidant avec
des frissons et une diarrhée fréquente, semblait
faire craindre pour les jours de la malade; le
pouls était mou, fréquent; mais la respiration
était libre malgré que la malade ne pût s'exprimer
que par signes, puisque depuis deux jours, une
aphonie complette la privait de l'usage de la parole; j'abandonnai la méthode antiphlogistique
qui jusqu'à ce moment avait fourni les moyens
thérapeutiques que j'avais opposés à un mal aussi
grave; je prescrivis les eaux aromatiques rendues
encore plus excitantes par l'acétate d'ammoniaque;
j'ordonnai des bouillons nourrissans, l'eau vineuse,
et je supprimai le sirop de diacode dont la ma-

lade prenait une once tous les jours, depuis que
les boutons avait passé à la période de suppuration. Je ferai observer que le gonflement de la
face, la salivation et les autres signes que la maladie présente dans les cas les plus graves ont eu
lieu aujourd'hui dix-neuvième jour de l'invasion.
La malade est sans fièvre, les boutons de la figure
et du tronc sont dans un état de dessication complette, et j'ai pu permettre quelques alimens; la
singularité de ce cas m'a engagé à faire voir la
malade à plusieurs de mes confrères, et notamment au célèbre M. Pariset, à son compagnon de
voyage M. Guilhol, et à MM. Lautard, Roubaud
et Robert neveu. (Ducros.)

J'aurais pu rapporter, sans doute, un plus grand
nombre d'observations constatant des varioles
dont quelques-unes ont été funestes chez d'anciens variolés, mais j'ai déjà écrit un assez long
martyrologe de non-vaccinés; il faut que je me
borne dans ma narration, et un simple énoncé de
quelques nouveaux faits suffira. Un jeune homme
âgé de 22 ans, demeurant au faubourg St-Lazare,
surnommé en langue provençale *lou grava*, conséquemment portant l'indice d'une ancienne petite vérole confluente, a succombé dans le courant de juillet à une seconde attaque ; une
demoiselle de la rue Radeau, également marquée
et atteinte de nouveau de la variole, a guéri.
Un homme âgé d'environ 50 ans, dans le même
cas, est mort. Une demoiselle de vingt ans, ayant

eu aussi la variole, avec cicatrices, est décédée.
Un seul médecin, M. le docteur RAMPAL, a traité
cinq malades de ce genre, et un officier de santé
qui exerce dans la campagne en a vu quinze.

J'ai jugé inutile et superflu de donner la description technique de la petite vérole ordinaire,
dans ces diverses périodes; cette maladie a été si
bien décrite depuis Rhazès jusqu'à Sydenham, et
jusqu'à nos jours, qu'en y touchant j'aurais cru
ajouter une pierre brute au temple sacré de ces
deux grands génies. Qu'aurait pu apprendre, en
effet, aux médecins, une nouvelle monographie
de ce genre; ceux qui sont étrangers à notre
ville, ne peuvent désirer que de connaître les
symptômes pernicieux qui ont rendu cette épidémie si meurtrière et surtout qui lui ont
donné un caractère spécifique et commun avec
la variole qui s'est manifestée dans le département des Basses-Alpes, d'où semble être descen-
due ensuite celle de Marseille.

Quant au nombre des variolés atteints, guéris
ou morts, il est impossible d'avoir jusqu'à ce
jour d'autres renseignemens que leur nécrologie;
tout autre calcul ne pourrait être exact, il n'aurait jamais pour lui la puissance et l'autorité
des chiffres; il en serait de même pour connaître
le nombre des enfans ou des adultes vaccinés
ou variolés qui ont eu la varioloïde, cette dernière maladie ayant été le plus ordinairement si
bénigne que la plupart des malades n'ont été visités

par aucun médecin. Parmi les victimes les plus connues cependant qu'elle a faites, on cite avec douleur les dames G*** et G***, mademoiselle G*** et les adultes F***, C***, V***, G***.

Le recensement général que vient d'ordonner M. le baron d'Urre, secrétaire-général de la préfecture, remplissant les fonctions de M. le Préfet, en tournée, sera définitivement la seule pièce officielle et authentique sur laquelle on pourra établir, par la suite, les véritables bases de la statistique de notre épidémie. Nous n'avons de bien avéré, pour le moment, que les nombreux décès que j'ai déjà signalés jusqu'à la fin de juillet. C'est là une perte d'autant plus affligeante pour Marseille, et plus douloureuse pour l'humanité, qu'elle aurait pu être prévenue par la vaccine.

Origine de la Petite Vérole et de la Varioloïde à Digne.

Vers le milieu du mois d'octobre 1827, un jeune ecclésiastique appelé de Monval, natif de Valensolle, avait été voir son frère, prêtre à Sisteron, pendant le cours de l'épidémie varioleuse, qui avait commencé à se déclarer à la filature de coton de Servoule, chez la jeune Baile, âgée de 18 ans, et sa camarade Parret, âgée de 16 ans seulement. L'abbé de Monval, à la rentrée des classes, retourna au grand séminaire de Digne bien portant ; mais quinze jours après, il fut malade et atteint d'une éruption légère, ayant tous les caractères d'une varioloïde bénigne, comme l'ont ordinairement les vaccinés. Bientôt, cette maladie se communiqua à d'autres ecclésiastiques du séminaire, mais sous un type différent. Elle resta varioloïde chez ceux qui avaient eu la vaccine, et devint petite vérole confluente chez les non-vaccinés. Successivement, elle attaqua trente séminaristes, et deux d'entre eux, qui n'avaient pas eu la vaccine, succombèrent à une variole maligne, ce qui fit évacuer à l'instant le séminaire; mais cette mesure, qui était prudente et sage pour ne pas laisser établir dans cette maison un foyer de miasmes, eut pour résultat de propager la maladie dans tout le département.

M. le docteur Honorat, qui a eu l'extrême bonté de me donner tous les renseignemens que je pouvais désirer, décrit ainsi la marche et le développement de cette épidémie :

« Chez les vaccinés, fièvre plus ou moins intense, céphalalgie, douleur aux reins, au gosier, vomissement, éruption vers le 3me jour. Les boutons sont arrondis, très-peu déprimés vers le centre, quelquefois durs et tuberculeux au sommet, remplis dès le lendemain de leur sortie d'une liqueur cristalline; ils croissent pendant 5 ou 6 jours, se désèchent ensuite et tombent sans laisser de trace remarquable. Cette maladie a été bénigne en général chez tous les vac-

cinés; mais elle l'a été d'autant plus que l'époque de leur vaccination était moins éloignée;
chez les non-vaccinés, au contraire, tous les
symptômes précurseurs ont été plus violens.
Une douleur inflammatoire de la poitrine, accompagnée quelquefois de crachemens de sang,
d'hémorrhagies nazales, utérines, de vomissement,
de délire, était presque toujours jointe à une
douleur de tête, du gosier, des reins, et quelquefois à des convulsions. L'éruption s'est faite
au 3me jour et a été confluente; elle s'est an-
noncée par des taches rouges qui s'élevaient le
lendemain, et laissaient voir un bouton déprimé
dans le centre; les fièvres continuaient, les boutons grossissaient, et en se réunissant plusieurs
ensemble, ils soulevaient la peau dans un espace
assez grand, simulant la cloche produite par un
vésicatoire, puis la croûte se formait, s'épaissis-
sait, prenait une couleur brune, et tombait
quelquefois du visage comme un masque, et
des mains comme un gant. La langue ainsi que
le gosier ont été souvent recouverts de boutons.

Tous ceux qui ont succombé, sont morts vers
le commencement de l'éruption ou lors de la
dessication. J'en ai vu un avoir une teinte plom-
bée répandue sur tout le corps; l'épiderme se
détachait et la peau paraissait livide au dessous.
Une puanteur infecte s'annonça quelque tems
avant la mort.

La classe indigente et les quartiers insalubres

ont été d'abord atteints, et ont fourni les 52 premières victimes jusqu'à l'époque du 27 mai dernier. La maladie n'a jamais offert le même caractère d'intensité chez les bourgeois et les artisans, et si l'on excepte le fils de M. Roustan, orfèvre, il n'est mort aucun individu leur appartenant.

Trois personnes, qui avaient eu la petite vérole ordinaire, ont été atteintes de la variété confluente, et ont été même très-fatiguées; une fille surtout, âgée de 22 ans, très-gravée par la première, l'a encore été par la seconde, mais aucune d'elles n'a succombé.

Parmi les morts, on a compté deux filles vaccinées, âgées l'une de 10 ans et l'autre de 11; elles ont péri dès le commencement de l'éruption, l'une en 24 heures, toute couverte de taches gangreneuses; la seconde fut prise le 10 juin, tout-à-la-fois de la fièvre, de la céphalalgie, de douleurs de reins, et d'une sueur continuelle; le 11, on voyait déjà sur son corps quelques taches semblables à la piqûre de puces; le 13, l'éruption avait eu lieu; les boutons étaient rouges, déprimés dans le centre, assez rapprochés sans être confluens, et séparés par une grande quantité de pétéchies livides et noirâtres. Elle ne succomba que le 16, après plusieurs accès de suffocation et de délire.

Les 6 enfans qui sont morts depuis le 5 juin jusqu'au 15, sont tous morts de la même manière, au commencement de l'éruption, avec des pétéchies et des taches gangreneuses.

On a observé que les autres, qu'on a vaccinés en dernier lieu et qui avaient déjà contracté le germe de l'épidémie, ont eu les deux maladies à-la-fois d'une manière très-bénigne : ce qui prouve qu'il n'y avait aucun danger à vacciner durant le cours de l'épidémie, mais qu'il y avait un grand avantage, puisque ceux qui l'avaient été avant l'éruption, avaient tous une variole ou une varioloïde discrète. Nous avons même observé que les boutons tenaient le milieu entre l'une et l'autre variété; et que celle qu'on observait chez les individus vaccinés, qu'on appelait varioloïde, n'était point une espèce particulière mais seulement une modification apportée par la vaccine à l'espèce confluente, qui est je crois *la véritable varioloïde des Chinois*.

Relativement aux individus vaccinés, la maladie s'est présentée sous trois formes, suivant qu'ils l'avaient été avant le second et le troisième mois, depuis long-tems, ou depuis peu.

Mme F***, épouse de M. F***, docteur en médecine, avait été vaccinée à l'âge d'un mois, et l'on avait pris sur elle du virus pour inoculer d'autres enfans chez lesquels la vaccine s'était bien développée; cependant Mme F*** a eu une éruption des plus confluentes, et presque toute vésiculeuse. J'ai vu deux ou trois autres personnes qui avaient aussi été vaccinées en très-bas âge, et dont l'éruption a été aussi considérable que chez celles qui ne l'avaient pas été.

Le grand nombre de celles qui avaient été vaccinées dans un âge plus avancé, mais depuis un an au plus, a eu une varioloïde très - discrète ; n'a éprouvé de la fièvre que jusqu'au moment de l'éruption, et a été guéri au bout de quelques jours.

Enfin, celles qui avaient été vaccinées depuis quelques mois ou quelques jours seulement, n'ont éprouvé que les symptômes précurseurs, sans l'éruption, ou s'il s'en est manifesté une, elle n'a été que de quelques boutons ; ma petite fille, vaccinée depuis trois ou quatre mois, n'en a eu qu'un à la main.

Les observations suivantes appartenant à quatre personnes qui ont eu la varioloïde, quoique ayant eu dans leur jeunesse la petite vérole naturelle, ou ayant été inoculées, sont dignes de fixer l'attention des praticiens. Ainsi M. R***, ex-directeur des postes, âgé de 74 ans, se ressouvient très-bien qu'à l'âge de six ans, il eut la petite vérole ; que ses yeux en furent si malades qu'il perdit les cils qui lui manquent depuis cette époque ; M. Frison, maître en chirurgie, plus âgé que lui, assure les mêmes faits comme en ayant été témoin. Cependant M. R***, après avoir éprouvé quelques malaises et un peu de fièvre, vit naître, le 11 juin, sur tout son corps, un assez grand nombre de boutons arrondis, qui étaient déjà remplis, le 14, d'une sérosité blanchâtre. Le 16, ces boutons s'étaient desséchés en grand partie, du moins au visage. Ils étaient durs, arrondis et rougeâtres, tels enfin qu'on les observe sur la plupart des malades qui ont été vaccinés.

Mme S***, âgée de 40 ans, et mère de plusieurs enfans, eut la petite vérole à l'âge de 16 ans; elle se rappelle très-bien tous les symptômes de cette maladie, et pourtant quoiqu'il lui en reste des traces, elle sentit tout les symptômes précurseurs de l'épidémie, dans les premiers jours du mois de juin; et le trois, on vit bien distinctement paraître une éruption confluente de petits boutons qui s'accrurent progressivement, et dont quelques-uns seulement étaient déprimés au centre, et les autres vésiculeux, contenant une humeur limpide depuis le commencement jusqu'à la fin; le 6, la journée fut agitée; le 8, il survint des syncopes, des mouvemens convulsifs, le délire et une aphonie complette. Il faut retenir la malade dans son lit, elle s'agite beaucoup; la couleur de sa figure est tantôt pâle, tantôt d'un rouge foncé; elle porte souvent la main à la tête; il y a carphologie. Mon collègue Itard, qui voyait cette malade, me fit appeler, et malgré que les mois coulassent abondamment depuis deux jours, nous n'hésitâmes point à faire appliquer 12 sangsues aux tempes qui coulèrent beaucoup; peu de tems après, on administra à la malade une potion, avec

quinze gouttes de laudanum liquide; nuit beaucoup plus tranquille, le délire et les convulsions
cessent, il se fait une abondante éruption de
boutons aux parties inférieures, et dès ce moment aucun phénomène n'entrave plus la marche de la maladie, dont la guérison arrive au
terme ordinaire.

Moi-même, (M. Honorat) qui me rappelle
très-bien avoir eu la petite vérole, et qui en conserve des traces indélébiles, je fus pris, vers les
derniers jours du mois de juin, de la fièvre, de
sueurs, du mal de gosier, et deux jours après de
l'éruption de sept à huit boutons qui ont progressivement grossi, et qui sont en suppuration
en ce moment (9 juillet); plusieurs autres personnes ont éprouvé la même éruption.

Mme B***, âgée de 30 ans environ, inoculée
en bas âge de la petite vérole, fut atteinte, dans le
courant de mois de juin, de tous les symptômes
précurseurs de l'épidémie, tels que fièvre, douleur de reins, vomissement, sueurs abondantes,
maux de tête violens et mal de gosier; au bout
de trois ou quatre jours nous ne vîmes pourtant
point d'éruption distincte; il parut seulement
quelques petits boutons; la convalescence a traîné
comme chez les autres malades, et, à l'éruption
près, la maladie a suivi la marche ordinaire de
l'épidémie. »

Il résulte bien évidemment de ce précis de l'é-
pidémie de Digne, qu'elle contient les mêmes

élémens morbifiques que celle de Marseille; la première présente comme l'autre dans ses symptômes, une différence bien tranchée, selon que la maladie se déclare chez les vaccinés et les non-vaccinés; on la voit s'accompagner quelquefois de pétéchies et devenir alors mortelle; elle attaque d'anciens variolés; elle est plus légère ou plus grave suivant l'époque plus ou moins éloignée de la vaccination; ceux qui succombent sont couverts de pétéchies et de taches gangreneuses, et leur cadavre se putrifie très-promptement. Enfin, l'introduction de l'épidémie a eu lieu dans le séminaire, par l'intermédiaire du jeune de Monval, qui, à son retour de Sisteron, où régnait la petite vérole, importe le germe d'une varioloïde qui reste chez lui en incubation pendant quinze jours (1), et donne ensuite, dès son apparition, une petite vérole confluente à ses camarades non-vaccinés, et la simple varioloïde à ceux qui l'avaient été. Si l'on pouvait avoir encore quelque doute sur la nature de cette dernière maladie, et sur son identité avec la variole;

---

(1) M. Casimir Bosse sortit du séminaire de Digne, le 6 novembre 1827, pour une légère indisposition gastrique. Le 26 du même mois, il fut atteint, étant chez lui au village de Gaubert, de la varioloïde la plus confluente, et qui l'a fortement gravé. Il ne s'est rétabli que vers le milieu de décembre. Il avait été vacciné, il y a dix-huit ans, par son oncle, M. Aubert, maître en chirurgie, encore vivant, et qui n'a aucun doute sur la marche régulière de la vaccine. M. Bosse nous offre encore ici l'exemple d'une longue incubation.

cet exemple est une démonstration, pour ainsi dire mathématique, à laquelle il n'y a plus d'expérience ni de raisonnement à opposer.

Née au mois de juillet 1827, la petite vérole a continué à régner à Sisteron, jusqu'au milieu de février; les mois de septembre et d'octobre ont été les plus funestes. Elle y a enlevé environ le sixième des malades, c'est-à-dire soixante-et-dix enfans. Ceux qui sont morts ont eu le corps couvert de pétéchies, de taches gangreneuses, remplies d'un ichor très-fétide, et se sont rencontrés en plus grand nombre dans des maisons insalubres, que dans celles qui ne l'étaient pas. La plupart des vaccinés ont eu la varioloïde; mais en général, elle a été très-bénigne. C'est bien évidemment de Sisteron que la petite vérole a été introduite à Digne, ainsi que j'en ai déjà fait l'historique.

La variole n'a pu guère se propager à Riez, parce qu'elle n'y a trouvé qu'un très-petit nombre de non-vaccinés; conséquemment, elle n'y a pas été meurtrière, ce qui prouve de plus en plus, que la vaccine est l'antidote le plus assuré de toutes les épidémies varioleuses, quant à leur retour périodique, et à leur degré d'intensité. Une circonstance digne de remarque, dans cette ville, c'est que tous les individus qui ont été revaccinés par M. Mailhe, chirurgien, ont eu une vraie vaccine, lorsque leur premier préservatif datait de quinze ans et au-dessus; tandis que ceux qui étaient vaccinés depuis dix ans ont éprouvé de simples rougeurs, avec de petits points élevés sur la peau. Si les faits rapportés par M. Mailhe, dans une lettre adressée à M. Revest, et que j'ai lue, pouvaient se vérifier ailleurs, comme à Riez, alors nul doute que la revaccination ne devînt un objet de nécessité pour un très-grand nombre de personnes. La varioloïde y a été généralement discrète.

L'épidémie de St-Remy s'est prolongée depuis le mois d'octobre jusqu'au milieu de juin ; elle a été très-bénigne, puisque sur quatre cents varioleux, il n'y a eu que onze victimes. La varioloïde se manifesta bientôt après l'invasion de la variole, chez beaucoup de vaccinés ; mais dès le 6me jour, la dessication était complette, et elle eut toujours un caractère bénin. On crut remarquer la vraie petite vérole chez une vingtaine de vaccinés ; mais le plus grand nombre n'avait eu qu'une fausse vaccine. Parmi ces malades, il y en eut cependant deux qui eurent une petite vérole confluente, et un en mourut ; cette épidémie n'a offert aucune tache pétéchiale dans son cours, ni autre complication fâcheuse.

La petite vérole a régné aussi pendant tout l'hiver à la Ciotat, et a été accompagnée de la varioloïde chez un très-grand nombre de vaccinés. Cette dernière maladie a offert un exemple de contagion bien remarquable et qui est exactement conforme à celui dont j'ai déjà fait mention, au sujet de l'individu qui introduisit la contagion varioleuse dans le séminaire de Digne, quoique n'ayant lui-même que la varioloïde. Un médecin m'a assuré que les trois enfans d'un capitaine marin qui avaient eu la varioloïde, après avoir été vaccinés, communiquèrent la variole à leur jeune frère non-vacciné.

§ 4ᵐᵉ

Considérations sommaires sur le nombre et l'état des varioleux traités à l'Hôtel-Dieu de Marseille, pendant le premier semestre de 1828.

SALLE DES FEMMES. —— M. DUGAS, MÉDECIN.

C'est de la manière suivante que M. Dugas décrit l'origine et l'apparition de la variole à l'Hôtel-Dieu : « Sur la fin de novembre, un ouvrier de Forcalquier, de passage à Marseille pour se rendre aux travaux du canal d'Arles, fut atteint d'une maladie éruptive qui l'obligea à entrer à l'Hôtel-Dieu, et que nous désignâmes sous le nom de varioloïde. Vacciné depuis long-tems avec succès, il présentait sur les deux bras de profondes cicatrices, qui attestaient la réalité de cette opération. Il nous dit avoir contracté la varioloïde aux environs de Forcalquier, en habitant un pays qui était le foyer de la petite vérole. Ce malade nous avoua encore que ses sœurs, au nombre de deux, quoique vaccinées, avaient éprouvé la même ma-

11

ladie, mais que l'issue en avait été heureuse. Il sortit guéri de l'Hôtel-Dieu vers le 12 décembre.

Du pus pris sur les pustules de ce malade fut inoculé à deux enfans qui n'avaient eu ni la petite vérole, ni la vaccine. Il n'en résulta qu'une éruption locale à l'endroit des piqûres, sans aucune éruption générale. Ces pustules suivirent la même marche que les boutons de la varioloïde. Cet homme de Forcalquier était le précurseur de l'épidémie qui nous afflige. En effet, huit jours après, des individus atteints de la petite vérole furent admis à l'Hôtel-Dieu, tant dans la salle des hommes que dans celle des femmes. Le nombre des malades fut d'abord peu considérable, la maladie ne faisant que peu de progrès en ville. Il en fut de même pendant les mois de janvier, février, et les quinze premiers jours de mars. A cette époque, le nombre des malades commença à s'accroître, et en même tems qu'on recevait des varioleux, on recevait aussi des malades atteints de la varioloïde.

Cette maladie éruptive s'était d'abord montrée en ville dès les premiers jours de février; à cette époque, trois familles en avaient été atteintes par contagion. Elle conserva, ainsi que la petite vérole, un caractère de bénignité jusqu'à l'approche des chaleurs; alors cette dernière devint très-meurtrière, surtout dans les vieux quartiers, où elle se compliqua avec une éruption pétéchiale, et la varioloïde même devint assez intense pour faire quelques victimes. Ces deux maladies furent reconnues également épidémiques et contagieuses. C'est vers le milieu du mois de juin que l'Hôtel-Dieu a vu aborder dans son sein le plus grand nombre de varioleux.

Chez quelques individus, heureusement peu nombreux, l'éruption a été accompagnée de pétéchies et de gangrène; hors de cette fâcheuse complication, la variole a offert la même marche et les mêmes symptômes qu'on lui reconnaît dans toutes les épidémies. C'est pendant la période de l'éruption que les malades atteints de la petite vérole pétéchiale, ont ordinairement succombé. Deux sont morts néanmoins dans la période de suppuration, ne présentant que des pustules aplaties, larges et sèches; le pus qu'elles contenaient exhalait une odeur fétide; l'épiderme se détachait du corps des malades avec la plus grande facilité au moindre frottement, et ces derniers ressentaient des douleurs intolérables. La période de suppuration a été accompagnée, chez quelques-uns, d'accidens graves, tels que le délire, la diarrhée, la prostration des forces, le ptyalisme, l'aphonie, et la difficulté de respirer, il y a même eu des angines gangreneuses.

Plusieurs femmes enceintes, ayant avorté, on n'a point découvert de pustules varioleuses sur le corps de leurs enfans.

La varioloïde, sans être la petite vérole, a la plus grande analogie avec elle, et paraît être due à l'action du même principe virulent, qui se trouve toutefois modifié dans l'économie animale par l'effet de la vaccination. Tout porte à croire qu'elle se présentera partout où règnera la petite vérole, et où il se trouvera des vaccinés; elle suit la même marche que la variole dans la période d'invasion et d'éruption; mais la suppuration et la dessication des boutons sont plus promptes, et, pour l'ordinaire, il n'y a pas de fièvre secondaire. Cependant, chez quelques malades atteints de la varioloïde, la convalescence a été interrompue par une fièvre de vingt-quatre heures, suivie d'une éruption secondaire, mais toujours peu abondante.

On a dit que dans la petite vérole les pustules sont rondes, aplaties ou déprimées à leur centre, tandis que dans la varioloïde elles sont irrégulières, frangées et relevées en pointe, offrant l'aspect d'une vésicule. Je puis assurer que ces caractères ne sont pas constans. J'ai vu des pustules de la petite vérole et des pustules de la varioloïde présentant les deux caractères sur le même individu. Je crois avoir observé, c'est toujours M. Dugas qui parle, que dans la petite vérole les pustules ont leur siége plus profondément dans la peau que dans la varioloïde, et que de cette différence découlent toutes les autres. On ne peut se dissimuler néanmoins que ces deux maladies tendent à se confondre, et qu'il est bien des cas où l'on ne peut établir de différence entre elles,

surtout lorsque la varioloïde est grave et se prolonge. Tout ce que je puis affirmer, c'est que cette
dernière maladie a été jusqu'à ce jour plus bénigne que la petite vérole, quoique je doive dire
que j'ai observé quelques petites véroles plus bénignes que certaines varioloïdes. Je n'ai pas perdu
cependant un seul malade de cette dernière af-
fection, tant en ville qu'à l'Hôtel-Dieu, où a été
admis un grand nombre de filles de la Charité.

La varioloïde a été d'autant plus confluente
et plus grave, que les individus qui en ont été
atteints avaient été vaccinés depuis plus ou moins
de tems. Des enfans de deux à trois ans ont pu,
durant le cours de cette maladie, être portés dans
les bras de leur mère, et être promenés sans accident dans les rues; celles-là, au contraire, l'ayant
contractée par contagion, ont essuyé une maladie grave qui a exigé toute l'attention des gens
de l'art.

L'autopsie cadavérique n'a présenté en général
rien de particulier, et qui ne se rapporte aux autres épidémies de la même nature. La putréfaction
a été très-prompte, et quelquefois, peu de tems
après leur mort, les cadavres ont été recouverts
de linges imbibés d'eau chlorurée, en attendant
l'heure de leur inhumation qui n'a jamais dépassé
six heures. On a remarqué des pustules varioleuses sur la membrane qui tapisse le pharynx, et
sur celle qui revêt le rectum, parties qu'on doit
considérer, en quelque sorte, comme un appen-

dice de la peau, ce qui nous explique comment elles participent à la maladie générale-

Le tableau des femmes ou filles varioleuses reçues dans la salle des femmes, pendant le premier semestre de cette année, constate le nombre de cent vingt-huit varioleuses venues de la ville, et une de la Charité qui n'avait pas été vaccinée.

La ville a fourni à la même salle vingt varioloïdes, et l'hôpital de la Charité trente.

Sur ce total de 179 individus atteints de la variole, ou de la varioloïde, il n'est mort que treize varioleuses venues de la ville ; la varioloïde n'a fait à l'Hôtel-Dieu aucune victime pareille. »

Un résultat aussi heureux dépose, sans doute, en faveur du médecin qui n'a éprouvé qu'une aussi petite perte dans sa salle, et de la méthode curative qu'il a employée La fièvre qui accompagne la petite vérole étant essentiellement inflammatoire, M. Dugas a eu recours à la saignée avec succès chez les adultes, dans le principe de leur maladie. Les sangsues sur l'épigastre ont fait cesser la cardialgie et les vomissemens opiniâtres. On a vu aussi les hémorrhagies nasales faire cesser la céphalalgie et le délire. Les bains de pied sinapisés ont été administrés avec avantage. Deux saignées ont rétabli le calme chez une jeune femme qui avait un délire fiévreux. Il est digne de remarque que les malades qui ont eu le cerveau affecté, dans le courant de l'épidémie, ont conservé long-tems, dans leur convales-

cence, un air de stupeur qui les rapprochait
beaucoup des personnes frappées d'apoplexie.
Ainsi une fille de la Charité, âgée de vingt-deux
ans, et domestique en ville, atteinte de la varioloïde, a resté dans cet état de stupeur long-tems
après sa guérison. Elle éprouve même aujourd'hui,
rendue à ses occupations, une difficulté bien
grande d'exprimer la parole tandis qu'elle était
très-loquace avant sa maladie. Les bains tièdes
et mucilagineux ont été employés avec succès
pour assouplir la peau, et faire cesser son spas-
me avant l'éruption. On a vu l'application des
vésicatoires à la nuque et aux bras, favoriser
le gonflement de ces parties et déterminer l'éruption varioleuse. La méthode excitante, surtout
dans le principe, a toujours dû être proscrite.
La diarrhée, survenue dans la période de la suppuration, a été combattue avec succès par l'o-
pium, la décoction de quinquina, l'acétate d'ammoniaque, et quelques autres excitans diffusibles.

Comme le génie inflammatoire prédomine dans
le début de la varioloïde, les saignées répétées sont
nécessaires chez les adultes. Les hémorrhagies nasales, ont été éminemment salutaires en pareil
cas, et ont fait cesser le délire et les douleurs
de tête les plus violentes. Les sangsues ont été
également utiles pour combattre les mêmes symptômes. Outre les nombreuses observations qui
serviraient à prouver de plus en plus le caractère
inflammatoire de cette phlegmasie cutanée, il

n'est pas inutile de faire mention ici de celle d'un jeune homme, âgé de 19 ans, vacciné à douze mois, qui, atteint de la varioloïde la plus intense, a présenté, au moment de son éruption, une couleur rouge aussi intense que celle de la scarlatine, répandue uniformément sur la poitrine et le bas-ventre.

SALLE DES HOMMES. — M. SERRIER, MÉDECIN.

Les quatre premiers varioleux entrés à l'Hôtel-Dieu, venaient de la Charité, ils n'avaient pas été vaccinés, et ils guérirent tous. Leur maladie datait du quatre janvier. Depuis le huit jusqu'au seize mars, deux adultes, âgés l'un de vingt et l'autre de vingt-sept ans, sont morts bientôt après leur entrée à l'hôpital ; ce sont là les seules victimes du premier trimestre ; ainsi le mois d'avril et les dix-huit premiers jours du mois de mai ont été heureux ; mais la fin de mai et le mois de juin se sont annoncés sous des auspices funestes, ainsi que la première moitié de juillet. Le restant de ce mois a vu paraître les petites véroles discrètes. Le nombre des varioleux entrés dans la salle des hommes s'élève à cent trente, parmi lesquels il en est mort vingt-quatre, ayant eu la plupart des pétéchies, deux avaient été vaccinés. On observe avec peine que parmi ces cent trente varioleux, il y a eu trente petites véroles survenues après la vaccine, et que dans ce moment l'une d'elles est confluente et présente un grand danger. Aucun des enfans de la Charité n'est mort, quoiqu'ils aient été malades au nombre de dix-huit. Chez deux jeunes gens, venus de la ville, on a remarqué un paraphimosis chez l'un et un phimosis chez l'autre, survenus en même-tems qu'une petite vérole confluente. Ce dernier a été très-grave; il y avait menace de gangrène; il a été opéré.

Parmi les varioleux entrés à l'Hôtel-Dieu, il y avait des anglais, des américains, des espagnols, des italiens, des génois, des bretons, et peu d'enfans; la maladie a attaqué de préférence les jeunes gens de 18, de 25, de 30 ans.

Un petit génois qui a eu des dépôts à la suite de la petite vérole a vécu une douzaine de jours, avec les clavicules, les os des bras et des avant-bras entièrement sortis de leurs articulations.

Par opposition, un vieillard, âgé de soixante et quatorze ans, non-vacciné, est sorti en dix jours parfaitement guéri d'une variole discrète.

Un vacciné a perdu un œil à la suite d'une petite vérole confluente; et un homme de vingt-cinq ans, entré à l'hôpital le 11 juillet, y est mort trente-six heures après, ayant été saigné en ville et ayant présenté des pétéchies très-étendues sur tout son corps, des boutons déprimés et des plaques noires ressemblant à de larges ecchymoses.

Le traitement prescrit par M. le docteur Serrier a été très-rationnel et offre des résultats très-

avantageux eu égard à l'intensité de l'épidémie.
Suivant les circonstances, il a employé la saignée,
l'émétique, dans le début; la limonade et quelquefois les tisanes pectorales et miellées ont été
les boissons ordinaires. Les fomentations émollientes sur les extrémités supérieures et inférieures,
les vésicatoires, les bains, la quinine dans certains
cas, et les purgatifs lorsqu'ils y a eu des dépôts,
ont été prescrits avec avantage.

On voit, dans ce tableau nosographique, que
M. Serrier ne parle que de la petite vérole survenue chez les vaccinés, et ne prononce pas même
le nom de varioloïde; c'est qu'il n'admet point
la dénomination de cette dernière maladie, et
la rapporte entièrement à la variole, plus ou
moins légère, bénigne, grave ou confluente.

Autopsies cadavériques.

Pierre Pons, âgé de vingt-quatre ans, entré
à l'Hôtel-Dieu le 23 juin, est mort le 30, le 9ᵐᵉ
jour de l'éruption d'une petite vérole confluente.

Habitude extérieure. Les pustules de la face
sont déjà en dessication; aux autres parties du
corps, elles sont en suppuration. Vues du côté
du tissu cellulaire qui double la peau, elles n'y
ont fait aucune impression. Les boutons ont leur
siége dans l'épaisseur de la peau, sans aller au-
delà, la peau disséquée et séparée des autres
parties molles est très-consistante et très-ferme.

Il ne s'exhale pas du cadavre une odeur putride capable de s'opposer à la dissection.

Crâne. Cerveau consistant ; injection des vaisseaux de la pie-mère et de la substance cérébrale.

Poitrine. Poumons gorgés d'un sang noir, ventricule gauche dilaté, aminci et molasse. Ventricule droit également dilaté, et renfermant un sang noir à demi-coagulé.

Tube digestif. Aphtes à la partie supérieure de l'œsophage, gastrite des plus intenses surtout au grand cul de sac de l'estomac, amincissement remarquable de tout l'intestin grêle qui semble réduit à la séreuse, éruption de tubercules miliaires sur la muqueuse, beaucoup plus marqués à la partie inférieure vers le cæcum. Les mêmes tubercules existent sur le colon et le rectum. Là surtout ils sont développés et plus nombreux, et on observe à leur sommet une légère dépression par un point noir.

Foie. Cet organe est gorgé de sang, sans phénomène pathologique remarquable.

La muqueuse urétro-vésicale n'offre rien de remarquable.

Louis Aubert, âgé de vingt-trois ans, entré à l'Hôtel-Dieu le vingt-trois juin y est mort le premier juillet, au septième jour de l'éruption d'une petite vérole confluente.

Habitude extérieure. Pustules très-nombreuses sur le tronc, les membres, mais surtout à la face. Celles de cette dernière partie sont en.

*

suppuration et laissent échapper une odeur putride.

Poitrine. Les poumons ainsi que le cœur sont gorgés d'une grande quantité de sang noir.

Tube digestif. Le pharynx offre dans toute son étendue des aphtes recouverts par une couche de matière caseuse de l'épaisseur de deux lignes; sa membrane muqueuse est dans un état de ramollissement très-marqué. L'estomac offre dans toute sa surface, mais principalement sur la grande courbure, des traces d'une inflammation très-violente. Les intestins sont distendus par des gaz fétides, et présentant, dans divers points de leur étendue, une petite quantité de tubercules miliaires.

Foie. Cet organe ne présente aucune trace de lésion pathologique.

Estienne Brillaud, âgé de 6 ans, entré à l'Hôtel-Dieu le 28 juin, est mort le 1er juillet.

Habitude extérieure. Pétéchies peu nombreuses sur les diverses parties du corps, contusion sur la partie latérale droite du cuir chevelu.

Crâne. Epanchement sanguin entre le crâne et la dure-mère, correspondant à l'endroit de la contusion; injection considérable de la pie-mère et de la pulpe cérébrale dans l'étendue de deux pouces, correspondant encore à ce même point; le reste du cerveau paraît avoir sa consistance ordinaire; il paraît que cet enfant devait être tombé de son lit, étant en délire, ce qui expliquerait la contusion à la tête et l'épanchement sanguin qui existait entre le crâne et la dure-mère.

Joseph Blanc, âgé de 5 ans, entré à l'Hôtel-Dieu le 27 juin, est mort le 3 juillet.

Habitude extérieure. Les pustules très-nombreuses à la face et au reste du corps n'étaient point encore arrivées à leur période de suppuration ; gonflement considérable du cou, de la face et de la région temporale gauche ; les tégumens de la partie antérieure du cou étaient tombés en mortification, ainsi que le tissu cellulaire subjacent ; les glandes sousmaxillaires sublinguales, parotides et cervicales étaient engorgées.

Poitrine. Le larynx offrait dans toute son étendue des traces violentes de phlogose ; engorgement des glandes bronchiques ; les poumons étaient sains et crépitans, le cœur plus dur que dans l'état normal.

Tube digestif. L'œsophage et l'estomac n'ont rien offert de remarquable, seulement la muqueuse gastrique semblait un peu moins consistante ; légère rougeur vers l'ouverture cardiaque ; l'intestin grêle était sain dans toute son étendue ; le gros intestin offrait, surtout vers le rectum, quelques points rouges ; engorgement des glandes mésentériques.

Jean-Baptiste Bouremain, âgé de 17 ans, entré à l'Hôtel-Dieu le 24 juin, est mort le 4 juillet.

Habitude extérieure. Les pustules de la face sont en dessication ; celles des autres parties du corps, surtout celles des membres sont encore pour la plupart en suppuration.

Poitrine. Le poumon gauche est presqu'entièrement hépatisé, et rempli de petites cavernes vers son sommet; le droit est gorgé de sang. Le larynx et la trachée artère sont enflammés dans presque toute leur étendue.

Tube digestif. L'œsophage et l'estomac n'ont offert aucune trace de lésion pathologique, seulement ce dernier était rapetissé et les rides de la muqueuse très-prononcées; l'intestin grêle est dans l'état normal, mais le gros intestin offre, dans toute sa longueur, les traces d'une violente inflammation; sa couleur est d'un rouge noirâtre.

Tête. Le cerveau ne présente rien de particulier à l'extérieur, mais incisé par tranches, il laisse suinter des goutelettes de sang; les ventricules sont très-injectés.

Jean-André Louche, âgé de vingt-huit ans, entré à l'Hôtel-Dieu le deux juillet, et mort le sept du même mois.

Habitude extérieure. Les tégumens sont le siége d'un gonflement très-prononcé, surtout à la face, au cou et à la poitrine : dans ces trois parties les pustules sont en dessication, et aux membres seulement en suppuration. Partout ces mêmes pustules sont consistantes, élevées au-dessus de la peau et déprimées à leur centre; par la dissection d'un grand nombre d'elles, on peut se convaincre que leur siége est dans l'épaisseur de la peau; on observe des boutons varioleux, moins prononcés cependant qu'aux tégumens, sur la muqueuse des lèvres, de la langue, du nez, du gland et de l'anus.

Crâne. Engorgement considérable des vaisseaux qui rampent à la surface; consistance ordinaire du cerveau.

Poitrine. Le larynx était phlogosé du côté des ventricules. La trachée artère présentait dans toute son étendue des points rouges, ressemblant aux pétéchies de la peau; les poumons sont gorgés d'un sang noir.

Tube digestif. La membrane pharyngienne qui correspond au larynx, présente des aphtes et de petites ulcérations; l'estomac était enflammé en divers endroits; l'intestin grêle était aussi enflammé dans toute son étendue, et présentait une foule de petites granulations miliaires; le gros intestin offrait aussi divers points enflammés, qui augmentaient à mesure qu'on se rapprochait du rectum. Le foie et les reins étaient gorgés de sang.

Le second chef interne qui suit ma visite, dit M. Serrier, voulait faire l'autopsie du nommé Pierre-Joseph Roux, âgé de 30 ans, entré le trois juillet à l'Hôtel-Dieu, et mort le sept; je m'opposai à cette ouverture vu l'état de décomposition où il était et l'infection que répandait, encore en vie, ce malade, qui avait en divers endroits du corps de larges plaques de gangrène; ce chirur-

gien fut indisposé pendant trois jours, après l'ouverture de Louche, ce qui m'avait persuadé que
l'autopsie de Roux, aurait pu lui devenir funeste.

On peut conclure de cette statistique médico-
nécrologique de l'Hôtel-Dieu de Marseille, que
le rapport des morts à celui des malades, y étant à-
peine d'un sur dix, la mortalité paraît y avoir été
infiniment moins forte que dans la ville, où sans
contredit, elle s'est beaucoup plus élevée; ce qu'on
ne peut attribuer qu'aux soins éclairés et aux secours hygiéniques que les malades ont reçus dans
cet asile, ainsi qu'au zèle et à la sollicitude.pater-
nelle de MM. les administrateurs qui, dans cette
circonstance fâcheuse, se sont placés par leur
conduite au-dessus de tout éloge, dans les cœurs
reconnaissans des pauvres et dans le souvenir
de tous les gens de bien.

§ 5me.

Existe-t-il des moyens pour prévenir, dans la suite, l'irruption de la varioloïde, chez les anciens et les nouveaux
vaccinés? La revaccination peut-elle être nécessaire aux
adultes, et que doit-on penser des médecins anglais qui
ont conseillé de la rendre périodique?

Pour résoudre cette haute question médicale,
d'une manière tout-à-la-fois satisfaisante et philo-
sophique, il faudrait d'abord établir en principe,
ou que la vaccine n'a qu'un effet préservatif
temporaire, ou que la vaccination telle qu'elle

a été pratiquée jusqu'à ce jour a été très-souvent
défectueuse. Dans le premier cas, il serait nécessaire de recourir de nouveau aux bienfaits
de la vaccine ; et dans le second, d'améliorer la
pratique manuelle de cette opération, après avoir
cherché à en découvrir les vices ou l'imperfec-
tion. Mais comme dans le paragraphe précédent
j'ai établi, que nous ne pouvions pas encore prononcer d'une manière définitive ou absolue,
pour assigner des limites à la vertu préservative de la découverte jennérienne ; que les faits
isolés de véritables petites véroles, survenues
aujourd'hui sous nos yeux après la vaccine,
avaient déjà eu des analogues chez les anciens
variolés et inoculés ; que malgré leur fréquence
les varioloïdes continuent à être le plus généralement bénignes, si on les compare aux affreux
ravages de la variole ; que tout, enfin, nous fait
encore un devoir sacré de respecter la statue de
Jenner ; on conçoit facilement qu'il résulte d'une
déclaration aussi franche et aussi positive, que
je n'ai d'abord ici à invoquer qu'un nouveau
mode de vaccination plus régulier, pour prévenir
dans la suite l'apparition ou le renouvellement
de la varioloïde durant le cours d'une autre épidémie.

Sans admettre ce qu'ont écrit différens auteurs sur l'affaiblissement du fluide vaccin, et
la nécessité de remonter fréquemment à celui
de la vache, lorsque depuis trente ans rien n'est

encore changé dans l'aspect, la marche, le développement et la dessication du bouton vaccinal, je serai d'accord, cependant, avec M. le
docteur Brisset, relativement aux conseils qu'il
donne pour multiplier en vaccinant les piqûres
aux extrémités supérieures et inférieures. Ce serait en vain que l'on pourrait prétendre qu'un
seul bouton de vaccine doit avoir un effet préservatif aussi efficace qu'un plus grand nombre,
parce qu'une fois que le virus a pénétré par la
circulation jusqu'au cœur, l'économie en est
saturée. Si ce raisonnement était plausible, il
faudrait reconnaître que ce que Sydenham, surnommé à si juste titre l'Hippocrate anglais, a
avancé, en disant que ceux qui n'ont qu'une
petite vérole discrète ont souvent une petite
vérole confluente, est une erreur. Il faudrait
ignorer que ceux qui durant la peste de Marseille en 1720, n'eurent d'abord qu'une atteinte
légère de la maladie, en furent ensuite plus gra-
vement affectés, et que ce fut toujours là la
cause des récidives nombreuses que l'on vit à
cette époque, notamment chez le médecin Bertrand, auteur si estimé de l'hitoire de cette peste,
et attaqué lui-même pendant trois fois de ce re-
doutable fléau. Cette observation se confirme
encore par ce qui se passe dans les fièvres ty-
phodes des hôpitaux et des armées. L'homme
le plus étranger à l'art de guérir, ne pourra jamais croire que le fluide contenu dans un seul

bouton de vaccine ait autant de vertu préservative qu'un grand nombre de ces boutons répandus sur la surface du corps. Le fluide qui
résultera d'une plus ou moins grande quantité
de boutons n'augmentera-t-il pas la somme de
l'énergie antivariolique de chaque bouton en
particulier? Si ce principe était contesté, il faudrait rejeter entièrement ce qui a lieu dans la
première partie de la science des nombres et
dans les expériences dynamométriques.

Mais, dira-t-on, les essais que l'on a faits
pour inoculer la petite vérole aux enfans qui
n'avaient eu qu'un seul bouton de vaccine, ont
été infructueux; donc, il y a eu ici une préser-
vation bien constatée. J'admets le fait; mais la
multiplicité des varioloïdes qui accompagne aujourd'hui la variole, ne peut-elle pas s'expliquer
par ce que je viens de dire de l'opinion de
Sydenham? Est-ce qu'on ne peut pas comparer
une vaccine, où il n'y a qu'un seul bouton, à la
petite vérole la plus discrète, qui ne repousse
pas toujours l'invasion d'une variole confluente?
N'est-il pas naturel de penser qu'il peut y avoir
ici quelque rapprochement à faire entre ce qu'on
observe pour l'acclimatement des étrangers dans
les Antilles, qui le perdent plus ou moins promptement à leur retour en Europe, selon que
cet acclimatement a été plus ou moins ancien,
tandis que les Créoles ne le perdent pas, quoiqu'ils viennent habiter, pendant longues années,

les pays du nord. Ces insulaires, ayant respiré pendant plus long-tems que les étrangers l'air de leurs colonies, ont conservé une plus forte dose originaire de leur faculté répulsive, à l'égard de la maladie endémique, et doivent être assimilés, jusqu'à un certain point, aux varioleux fortement marqués, qui courent moins de dangers dans les fortes épidémies que les simples vaccinés.

Si, comme je l'ai dit ci-dessus, la vaccine, telle qu'on l'a pratiquée jusqu'à ce moment, n'est qu'une petite vérole locale, doit-on être étonné qu'il arrive, dans un grand nombre de cas, ce que les anciens inoculateurs avaient remarqué, que l'opération n'était pas parfaite, et conséquemment toujours préservative, lorsqu'elle n'avait pas été suivie d'une éruption générale, et précédée de la fièvre d'infection secondaire. Ce rapprochement et cet aperçu nous expliquent peut-être tous les phénomènes et toutes les anomalies dont nous avons été témoins dans l'épidémie du jour, pour ce qui a rapport aux différens effets de la varioloïde chez les anciens et les nouveaux vaccinés.

Je raisonnerai donc d'après mes principes, si je conseille en vaccinant, de multiplier désormais les piqûres, afin de susciter une légère maladie interne, pour que le travail ne soit pas purement local, comme cela avait lieu par l'ancienne méthode. C'est dans une circonstance semblable à celle-ci qu'un mouvement fébrile, provoqué par l'art, produit une révolution salutaire dans l'économie, du sein de laquelle naîtra toujours l'insusceptibilité variolique pour les vaccinés.

Qu'on ne se récrie point contre les craintes que peut inspirer la maladie que je veux procurer aux nouveaux vaccinés, elle sera toujours bien légère, en quelque nombre que soient les piqûres, et ne pourra jamais présenter l'ombre d'un danger. Je me sers ici du mot maladie, parce que je manque d'un nom qui puisse rendre ma pensée, et qui soit tout au plus l'équivalent d'une indisposition passagère.

Si autrefois les récidives varioliques étaient très-rares chez les individus qui avaient eu la petite vérole naturelle, ou qui avaient été inoculés, n'en peut-on pas conclure que l'on pourrait peut-être retourner à cette immunité, et prévenir dorénavant les varioloïdes, par un mode de vaccination qui se rapprocherait, autant que possible, du moyen préservatif que la nature et l'art employaient anciennement avant la découverte de Jenner? Voilà une route tracée pour l'avenir; c'est sous les auspices les plus favorables que l'expérience doit la parcourir, et je me crois autorisé à appliquer ici à mon sujet, comme une allégorie historique, ce que la fable nous raconte d'Achille, dont toutes les parties du corps ne furent point invulnérables, par la seule

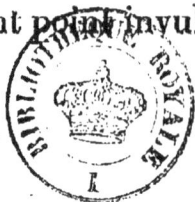

raison que sa mère n'avait pu le plonger entièrement dans les eaux du Styx.

Dans l'état actuel de nos connaissances, il
nous est impossible de faire un précepte général de la revaccination pour les adultes. Ce
précepte, même adopté, deviendrait le plus souvent nul et sans résultats, d'après les essais infructueux qui ont déjà été tentés durant le cours
de cette épidémie, par un très-grand nombre de
médecins ; ainsi sur vingt-quatre revaccinations
que nous avons pratiquées avec mon neveu,
nous n'avons obtenu que deux vaccines légitimes, parmi lesquelles une a été communiquée
à une jeune enfant de six mois, et s'est développée de la manière la plus régulière. La personne
qui a servi à cette expérience avait été vaccinée
il y a plus de vingt ans et en portait des indices
bien certains à un bras, de manière que les nouvelles cicatrices se trouvent aujourd'hui placées
à côté des anciennes.

Jusqu'à ce jour nous avons donc plus d'argu-
mens contre, qu'en faveur de la revaccination ;
et il est inutile de vouloir y soumettre la masse
des vaccinés qui couvre le globe en agitant mal-
à-propos le monde civilisé ; cette opération ne
pourrait devenir nécessaire chez les adultes qu'autant qu'il y aurait chez plusieurs d'entr'eux quelques circonstances qui pourraient faire croire que
leur première vaccine a été illégitime. Dans ce cas,
il faudrait y procéder d'une autre manière que

chez les enfans, ne pouvant se promettre de
rencontrer chez les uns comme chez les autres
la même molesse dans la peau, et la même acti-
vité dans le système absorbant. Peut-être faut-il
attribuer au défaut de préparation convenable,
tous les insuccès en ce genre dont on s'est si
généralement plaint jusqu'à ce jour.

En supposant que chez les adultes la peau
soit le plus souvent réfractaire ; les bains, les
lotions, les cataplasmes émolliens topiques, serviront à diminuer la rigidité du système cutané,
et à augmenter l'action vitale des lymphatiques.
Si c'est par des préparations semblables que l'on
prélude ordinairement dans l'âge viril, à une
première inoculation de la vaccine, à plus forte
raison elles doivent être jugées nécessaires et in-
dispensables dans les cas où il faut revenir à une
seconde.

Loin de se décourager d'une non réussite, il
convient de faire de nouvelles tentatives à différens intervalles, puisque le célèbre M. Husson
cite l'exemple d'une vaccination qui n'a eu une
issue favorable qu'au vingt-unième essai.

Au reste, la vaccination chez les adultes qui
auraient pu avoir une vaccine fausse, irrégulière, ou interrompue dans son cours, avant
d'avoir acquis son dernier degré de maturité,
par conséquent toute sa vertu préservative, sera
toujours une mesure de prudence, et peut-être
même une véritable pierre de touche, pour re-

connaître les vaccinés qui pourraient être à l'abri de la varioloïde, puisqu'aucun des vingt-quatre individus que j'ai soumis inutilement à la revaccination, n'a encore été atteint de cette maladie. M. Ducros, qui a également revacciné sans succès beaucoup d'individus, a fait la même observation que moi, sous le rapport de l'immunité de ces derniers, pour ce qui concerne la varioloïde.

La revaccination pratiquée dans ce seul but, loin de causer quelque inquiétude, comme si elle était commandée par la nécessité, deviendrait au contraire un gage de consolation, et de garantie pour l'avenir, et finirait par absoudre la vaccine de toutes les infidélités dont on l'accuse.

J'ignore si les Anglais ont été plus heureux que les Français dans leurs revaccinations, et s'ils sont fondés à les rendre périodiques. Rien ne peut encore nous en faire un précepte pour tous les vaccinés; je ne les conseille que comme des essais pour parvenir à la connaissance de la régularité des anciennes vaccines. Quand il s'agit de réformer une doctrine qui est européenne, il est bien naturel d'en appeler à un plus ample informé. Toute innovation de ce genre a besoin, pour être adoptée, de n'être pas intempestive, et c'est ici le cas de dire, plus que dans aucune autre circonstance : hâtez-vous lentement !

§ 6me

La petite vérole peut-elle être placée, dans le code sanitaire, au rang des maladies contagieuses qui réclament le
régime de la séquestration et de la quarantaine, et serait-
il contraire à la liberté individuelle, d'ordonner, par une
loi, la pratique générale de la vaccination?

Il n'est point sans doute de circonstance dans
l'ordre social, où l'application de l'adage, *salus
populi, suprema lex*, soit plus naturelle, qu'à
la maladie qui exerce principalement ses ravages
dans toutes les grandes villes sur les enfans du
peuple. Ce fléau, considéré à juste titre comme
la véritable peste de l'enfance, et qui présente
bien souvent une assez grande ressemblance avec
sa sœur aînée, d'après la remarque du savant
docteur Foderé, semble néanmoins être resté
jusqu'ici hors du domaine de l'hygiène publique
et de la police sanitaire. Avant la découverte de
la vaccine, comme après, la variole a toujours
pu exercer impunément ses ravages; aucune di-
gue n'a été opposée à son torrent dévastateur, et
c'est chez les nations les plus civilisées qu'elle a
pu naître et se propager avec la plus entière liberté.

Le grand nombre de victimes que l'épidémie
de Marseille vient de faire, dans le court espace
de trois mois; les alarmes qu'elle a excitées dans
tous les pays environnans, et les dangers qu'elle
pourrait faire courir à la population générale de

cette grande ville, si dans quelques années elle venait à s'y reproduire sous des circonstances encore plus défavorables que celles qui l'ont vu naître aujourd'hui, sont tout autant de motifs qui doivent faire partir de Marseille, le cri de sauve garde pour l'humanité....

L'apparition de la varioloïde opposée aux bienfaits de la vaccine, n'est qu'une de ces taches que les astronomes découvrent de tems en tems dans le soleil, et peut tout au plus nous rappeler les plaintes si mal fondées de ces obscurs habitans du Nil, contre l'astre brillant de l'univers. Le moment est donc arrivé, où la vaccine doit s'élever au rang de nos institutions nationales, et doit se répandre ouvertement sous la protection et l'empire des lois. Trente ans de bienfaits sont des titres assez bien établis, et assez respectables, pour qu'une mesure législative lui accorde enfin tous les droits de naturalité ; je m'explique, la vaccine pour faire du bien en liberté doit être forcée. La loi qui interviendra sur cet objet, ne sera point hors du droit commun. L'homme social n'est pas l'homme de la nature ; le premier est l'esclave des lois pour être libre, et le second est la victime de la force, si malheureusement pour lui la nature ne l'a pas rendu le plus fort de ses semblables ; rappelons-nous que ce n'est pas vivre dans les fers, que d'être légalement empêché de faire tout ce qui pourrait nuire à autrui ; c'est là l'élément primitif de toute so-

ciété et l'origine de tous les sacrifices que les individus qui la composent lui font en commun ;
de là tous les codes qui nous régissent dans la
vie civile, et qui sous tous les rapports enchaî-
nent autant la liberté de l'honnête homme que
celle du méchant; mais leur destination doit
toujours être regardée comme divine, puisqu'ils
n'ont pour but que d'assurer le triomphe de la
vertu sur le crime.

Un gouvernement sage et éclairé sera toujours
conséquemment dans l'ordre légal, lorsqu'il pro-
voquera auprès des grands pouvoirs de l'état, des
mesures qui serviront à garantir la génération
présente, et celles à venir, d'un fléau destruc-
teur, si facile à être repoussé du sol de la France,
et qui cependant, depuis plus de douze siècles,
n'a cessé de répandre un si grand deuil sur l'humanité.

Si la petite vérole tient un des premiers rangs
parmi les maladies éminemment contagieuses,
peut-on différer plus long-tems de prendre, dans
l'intérieur des villes et dans les campagnes des mesures de haute police de salubrité contre sa propagation, rendue jusqu'à ce jour si facile, par le
défaut de règlemens qui s'y opposent. Dans le
code sanitaire, la peste, la fièvre jaune, le typhus,
le choléra morbus, la lèpre, sont repoussés de
notre sol par la voie de mer, comme des contagions redoutables, et l'on ne fera rien au sein de
la France, pour arrêter et prévenir les ravages

d'une peste endémique. On enchaîne un furieux, toute la police et la multitude sont en émoi pour se mettre à la poursuite d'un chien enragé, et on laisse en pleine liberté un monstre qu'on peut comparer à l'hydre aux cent têtes, sans cesse renaissantes; mais peut-être que pour le terrasser on aurait besoin de la massue d'un autre Hercule! Non, non, pour réussir ici, il ne faut point les efforts d'un être surnaturel; que la loi commande et le fléau infanticide s'évanouira à l'instant.

Alors on verra paraître la vaccine, escortée de cet essaim angélique qu'elle aura sauvé, s'annonçant comme la royale protectrice des enfans, et dérobant à la mort le plus grand nombre de ses victimes. De ce jour datera le bonheur de l'enfance parce que le crêpe funèbre cessera de couvrir son berceau, et qu'il ne sera plus ombragé, à l'avenir, que de la joie et du sourire de ses parens.

Mais si toutes les nations n'étaient point solidaires et n'avaient pas une gloire commune, lorsque leurs institutions sont utiles à l'humanité, il aurait été pénible pour la France d'avoir été devancée dans les mesures de répression qu'elle prendra sans doute bientôt contre la variole. Ainsi, en Espagne, la vaccine est commandée sous peine d'une amende; au Mexique, on porte les nouveaux-nés, en sortant des fonts baptismaux et de l'état-civil, au bureau de vaccination; dans les états de l'Autriche en Italie, les variolés sont séquestrés et mis en quarantaine, ainsi que leurs parens; en Belgique, les maisons qui contiennent des malades de la variole sont marquées d'une croix, et signalées au public par un drapeau noir, afin d'interdire toute communication étrangère; des patrouilles parcourent les rues, pour veiller à l'exécution des règlemens. Dans les Etats-Unis, à Maryland et à Boston, des quarantaines et des hôpitaux sont établis pour les varioleux. Mais, en France, n'a-t-on pas déjà fait, dans quelques localités, l'essai de différentes mesures de rigueur, qui ont eu un plein succès? Ainsi, le préfet de Bordeaux, pour borner les ravages de la petite vérole, en 1821, ordonna que tous les pères de famille, tous les instituteurs, chefs d'ateliers et autres, dans les maisons desquels cette maladie se manifesterait, seraient tenus d'en donner sur le champ avis au commissaire de police du quartier, et que tous les médecins, chirurgiens et officiers de santé seraient également tenus de signaler les cas de petite vérole qui parviendraient à leur connaissance; qu'enfin M. le maire ferait poser une affiche en papier noir sur laquelle seraient écrits, en grandes lettres blanches, les mots *petite vérole*, afin de prévenir les habitans du danger des communications avec cette maison.

Une autre mesure encore bien importante, prescrite par le même magistrat, était relative à l'obligation où étaient les parens des varioleux qui

avaient succombé, de faire passer à l'eau, dans
la maison même, en présence d'un agent de police, tout le linge et les vêtemens qui avaient
servi au décédé (1).

« Un préfet du Bas-Rhin, nous dit M. Foderé,
avait pris sur lui de faire séquestrer rigoureuse-
ment toutes les maisons où il y avait des variolés,
d'y établir des gardes et d'empêcher toute communication des parens et des domestiques avec
le dehors. Les maires faisaient conduire aux por-
tes des maisons en quarantaine les vivres nécessaires; en même tems des médecins cantonnaux,
institués dans ce département, vaccinaient de
toutes parts, et suivaient les vaccinations; il est
résulté de cette mesure rigoureuse, que tous les
habitans se sont trouvés vaccinés, et que la petite
vérole n'a plus paru dans le Bas-Rhin (2). » A Besançon, durant l'épidémie de 1826, la séquestration des variolés a très-bien réussi pour en arrêter
les progrès, et quelques maires de petites localités ont employé le même moyen avec succès.
Celui du petit village d'Oraison, dans les Basses-
Alpes, a fait mettre en quarantaine une maison,
où il y avait quinze personnes atteintes de la petite vérole, parmi lesquelles il en avait péri cinq,
et cette mesure de rigueur a suffi, pour prévenir la propagation de la maladie.

_____

(1) Journal universel des sciences médicales, tom. 28.
(2) Dictionnaire des sciences médicales, tom. 46.

Si l'on veut créer promptement des partisans
à la vaccine, il n'y a qu'à faire des règlemens très-
sévères contre les variolés : s'ils étaient soumis à
la séquestration et à une quarantaine, et leurs
parens à une amende; si la loi plus rigoureuse
encore, privait des droits civils, tout enfant qui,
dans le délai de trois mois depuis sa naissance,
n'aurait pas été vacciné; si à Marseille, par exemple, on menaçait de renfermer dans le Lazaret,
tout individu qui serait infecté de la variole,
toute épidémie de ce genre aurait bientôt disparu
en France, sans le secours de la loi, et par le
seul effet des vaccinations gratuites pour ce qui
concerne les pauvres, qui malheureusement,
dans tous les pays, fournissent le plus d'aliment
à l'épidémie par leur insouciance à faire vacciner
leurs enfans.

La religion et la science s'étant prononcées en
faveur de la découverte de Jenner, les ames timo-
rées, et les hommes peu éclairés, ne peuvent plus
résister à deux autorités aussi imposantes; d'ailleurs, le salut public leur commande, en pareil
cas, un bien léger sacrifice.

Le deuil qui afflige en ce moment Marseille,
je le répète, ne reconnaît pour cause que la
grande quantité des non-vaccinés atteints de la
variole, entassés dans les vieux quartiers ; et c'est
du sein de ce lieu insalubre qu'est sortie la boîte
de Pandore. Sans une variole maligne et pétéchiale, la varioloïde confluente n'existerait pas

dans la ville, et elle n'aurait pas attaqué, chose étonnante ! et plusieurs de ceux qui ont été anciennement marqués de la petite vérole, et un grand nombre de ceux qui ont eu la vraie vaccine.

Les douze cents victimes qui ont encombré si précipitamment nos fosses sépulcrales ne comptent point en général des vaccinés, si l'on en excepte environ une quarantaine, dont la vaccination sera toujours plus ou moins obscure et indéterminée ; d'ailleurs, qu'est-ce que ce dernier nombre à côté du premier, et que pouvait faire la vaccine, lorsque la variole elle-même a cessé d'être un préservatif pour quelques individus quoiqu'ils en portassent des traces indélébiles ? C'est la fureur de l'épidémie qui nous explique ce phénomène si extraordinaire, puisque le célèbre La Condamine avait réduit les récidives, chez les variolés, à un cinquante-millième.

Ces récidives paraissent, au reste, devoir être encore, pendant long-tems, un objet de controverse parmi les praticiens. Pour quelques-uns, la varioloïde n'existe pas, et ne doit pas être distinguée de la varicelle, ou petite vérole volante. Les autres rejettent une dénomination qui semble faire croire au peuple que l'enfance est sujette à une nouvelle maladie, et dont l'origine est étrangère. Dans l'état actuel des choses, puisqu'il est impossible de nier ce que l'on voit si clairement, ne serait-il pas plus rationnel, d'appeler cette maladie éruptive, petite vérole des vacci-

nés? Ce langage simple et populaire n'effarou-
cherait plus les imaginations, et l'idée de l'impor-
tation, ou de la naissance spontanée d'un Monstre-
Chinois en France cesserait d'inspirer des craintes même à quelques érudits. Quant à moi, je
dirai toujours que la varioloïde est à la vaccine,
ce que la varicelle était jadis à la petite vérole
naturelle ou inoculée; et que l'une et l'autre ne
sont que des modifications du même virus, mais
grandement dulcifié, ou si l'on veut que je m'explique en d'autres termes, des filles qui n'ont
plus la malice de leur mère.....

§ 7me

De l'usage et de l'utilité des chlorures de chaux et d'oxide
de sodium, pour détruire les émanations putrides et
contagieuses de la petite vérole.

Il est aussi facile de démontrer aujourd'hui la
vertu anti-contagieuse de ces deux chlorures, que
leurs propriétés désinfectantes; et si l'expérience
a déjà prononcé en faveur de la découverte de
M. Labarraque, lorsqu'il s'agit de combattre et
d'arrêter les progrès d'une maladie miasmati-
que, quel doute pourrait-on élever sur leur
efficacité durant le cours d'une épidémie varioleuse, où l'infection et la contagion jouent si-
multanément un si grand rôle? C'est ainsi qu'on
peut lire dans l'ouvrage de Guitton-Morveau, sur
les moyens de désinfecter l'air et de prévenir les

maladies contagieuses, le passage suivant: « Le
virus variolique est assurément un de ceux dont
la contagion spécifique est la plus caractérisée,
cependant il est certain, d'après les expériences
de Cruisckanck, qu'une partie de ce virus, mêlée
à de l'acide muriatique oxigéné (chlore) n'a
produit aucun effet lorsqu'on a essayé de l'inoculer, tandis qu'une autre partie, dans laquelle
on n'en avait pas ajouté, a communiqué l'éruption varioleuse. » On ne peut également ignorer
à Marseille de quel secours ont été les chlorures,
pour s'opposer aux émanations dangereuses qui
pouvaient accompagner la putréfaction si prompte des cadavres varioleux, lorsqu'il y avait eu
chez eux, gangrène ou pétéchies. C'est une vérité
reconnue que la mortalité a été moindre tant
que les chlorures ont été généralement employés,
et que ceux qui ont cherché à les discréditer dans
l'esprit du peuple, ont causé bien du mal à l'humanité. Accuser les chlorures de produire l'as-
thme, l'apoplexie, les maux de nerfs, est une
de ces niaiseries sur lesquelles il faut gémir et
prendre pitié, mais qu'on doit laisser sans ré-
ponse, pour ne pas insulter au bon sens et à
la raison.

L'usage que l'on fait aujourd'hui des chlorures
en lavages, en aspersions et en évaporations dans
tous les hôpitaux de Paris et de la France, dans
les salles de dissection et dans tous les lieux de
grandes réunions, où l'air pourrait être vicié

par des émanations putrides, prouve si en les respirant ils peuvent déterminer quelque accident. Leurs bienfaits, au contraire, sont démontrés par l'assainissement des lieux insalubres et mortifères; par la désinfection instantanée des salles de la Pitié, où M. Lisfranc, leur célèbre chirurgien en chef, a fait disparaître, en 1825, la contagion de la petite vérole et de la pourriture d'hôpital; enfin, par la cessation rapide de l'épizootie qui ravageait, dans le courant de la même année, les écuries des gardes-du-corps et de la gendarmerie de Paris. Mais rien, jusqu'à ce jour, ne peut être comparé aux effets merveilleux qu'on a obtenus de l'emploi des chlorures dans la peste d'Alep, en 1827; un rapport officiel a constaté leur triomphe. Voici littéralement ce qu'écrivait, le 15 septembre 1827, à l'intendance sanitaire de Marseille, M. de Lesseps, consul général de France à Alep : « Depuis la cessation de la peste qui vient encore d'enlever vingt-cinq mille ames à la population d'Alep, déjà frappée et affaiblie par l'horrible tremblement de terre de 1822, par le cholera morbus, par les vexations, par les avanies, et surtout par la disette et par la famine qui ont forcé la classe indigente à se nourrir des plus vils et des plus mauvais alimens, je désirais vous transmettre un rapport sur l'emploi des chlorures de M. Labarraque, qu'une de ces heureuses inspirations que fait naître l'amour ardent de l'huma-

*

nité, l'a porté à envoyer aux consuls du Levant.

« Il n'y a point d'hôpitaux dans ce pays, chacun souffre, guérit ou meurt chez lui, dans le
coin d'un khan, ou dans la rue, sans que ni
gouvernement ni particuliers y fassent la moindre attention ; le premier n'intervient que pour
le droit qu'il exige à la mort de chacun.

« J'ai confié à un médecin turc des portions
de chlorures de sodium et de calcium pour en
faire un usage curatif, et outre les instructions
verbales que je lui donnai, je les lui remis tra-
duites en arabe, et je le chargeai de me donner
le nom de tous les pestiférés sur lesquels il aurait fait les expériences que je lui indiquai.
Effectivement, peu de jours après il vint me
parler avec enthousiasme des effets merveilleux
de ce remède, me cita les cures qu'il avait faites
des bubons de la plus mauvaise apparence (cures
qui ont été vérifiées), et me demanda encore des
chlorures. Dans une matière aussi délicate et
aussi importante, quoiqu'il soit certain que les
expériences du docteur musulman ont eu vraiment du succès, il me devient impossible de
certifier néanmoins la vertu curative en matière
de peste, des chlorures de sodium et de calcium.

« Il n'en est pas de même des expériences re-
cueillies, autant que me l'a permis la médiocrité
de chlorures en mon pouvoir, sur la vertu préservative de la peste, et sur leur pouvoir d'in-
tercepter la communication d'individu à indi-

vidu ; et surtout du chlorure de calcium , que
j'ai presque tout employé à cet usage.

« Le vizir Joussouf-Pacha, dans le palais et
le harem duquel la peste s'est manifestée ; a été
très-compromis , malgré qu'il se fût renfermé.
Il a fait un très-grand usage des chlorures, et
lui, ainsi que ses principales femmes qui en ont
usé, ont été préservés de la contagion.

« Un très-puissant et très-riche feudataire
d'Alep, auquel ses vertus ont mérité le nom de
juste, Ibrahim-Bey-el-Adlié, avec lequel j'ai des
relations très-intimes, prenait toujours des pré-
cautions européennes ; mais, par le fanatisme
d'une de ses femmes, la peste s'introduisit chez
lui. Une de ses deux femmes, trois enfans,
esclaves domestiques de tout sexe et de tout âge,
périrent victimes de la cruelle maladie, à l'exception de la vieille femme, auteur de tant de
désastres, qui guérit, et du fils aîné du bey,
que mes gens ont vu malade entre les bras de
son père ; celui-ci, lors de la manifestation du
premier accident, m'avait fait demander chaque
jour des chlorures, dont il fit un constant usage
d'après mes instructions : il n'a pas été atteint.

« M. For-Strangwins, l'un des deux anglais
sur lesquels les journaux ont fixé dans le tems
l'attention publique, a été lavé constamment
avec la dissolution de chlorure de calcium. Il ne
voulait pas quitter son ami pestiféré, M. Anson,
qu'il soignait et tenait même presque toujours

dans ses bras. J'obtins enfin, lorsque le délire s'empara du malade, que M. Strangwins passât dans une autre chambre voisine, où j'avais fait porter du linge, des habits, un bain, de la dissolution de chlorure, un lit et des parfums, où j'assistais à toutes les opérations purificatoires. La nuit, le malade, par la négligence des domesques qui le gardaient, et qu'il menaça dans son délire, vint trouver son ami, qui le reçut et l'embrassa, le calma et resta toute la nuit avec lui. Le lendemain, je m'empressai de faire passer M. Strangwins, dans un appartement séparé et éloigné, lui faisant subir les mêmes opérations. Il resta encore quinze jours en contumace; au bout de ce tems, pendant lequel il fit un constant usage des chlorures, je lui fis changer d'habits chargés d'eau chlorurée (ce qu'au reste je pratiquais sur les miens, et sur ceux des personnes de ma maison tous les jours), il fut reçu chez moi et à ma table, et par conséquent, en pleine communication avec les personnes réservées. Le domestique du voyageur anglais et le pauvre chrétien du pays qui m'avait apporté la nouvelle de leur détention par le delhi-bachi, et qui avaient voulu absolument partager leur quarantaine, souvent munis par moi d'eau chlorurée, donnèrent tous leurs soins au pestiféré et l'ensevelirent. Le premier ne fut jamais atteint de la contagion; le second, qui s'obstina à rester seul dans l'appartement où était mort

M. Anson, et, sujet à boire, prit la peste et succomba.

« Deux de nos janissaires, qui, à cause des affaires de service, étaient constamment en communication avec les pestiférés, et avec des lieux où la contagion exerçait le plus de ravages, ont eu chez eux et dans leur famille beaucoup d'accidens qui ont coûté à l'un son frère et sa fille, et à l'autre son fils et sa femme, étaient chaque jour munis par moi d'eau chlorurée, et je veillais à ce qu'ils en fissent usage, ils ont été absolument garentis. L'un d'eux a touché devant moi un pestiféré. Des janissaires des consuls étrangers, s'en sont servis aussi avec le même succès. Tout le monde se portait chez moi, pour avoir de l'eau chlorurée, dont les merveilleux effets préservatifs avaient attiré l'attention générale. J'éprouvais le regret de devoir refuser beaucoup de solliciteurs, ayant presque usé ma petite provision ; cependant, le consul général d'Autriche m'ayant envoyé instamment prier d'en munir des employés de sa connaissance, qui, sur un ordre impératif, devaient aller visiter des marchandises évidemment infectées ; je leur en fournis, ils achevèrent leur périlleuse opération et n'éprouvèrent aucun accident.

« Je reçois en ce moment le rapport sur les effets des chlorures de M. le docteur Caporal, médecin en chef de son excellence Joussouf-Pacha. L'auteur est un médecin distingué, et joint à

une étude approfondie, un grand esprit d'observation, et la vue depuis l'enfance du théâtre où
la peste joue un rôle si horrible. *Signé*, de
Lesseps. »

Quelque intéressant que soit le rapport du
docteur Caporal, son étendue me force à n'en
citer ici qu'un fragment; il complettera les éloges
que M. le consul général de France a donnés aux
chlorures comme anti-pestilentiels.

« Vous n'ignorez pas, M. le consul, que par
une idée bien erronée, mais commune aux Mu-
sulmans, le vizir au service duquel je suis atta-
ché, a rejeté, dans le commencement de la maladie, les conseils que je lui ai donnés, ce qui l'a
attirée dans son harem même où huit à dix femmes, en ont été attaquées et en sont mortes ; mais
au milieu des désastres qu'elle causait dans le palais, le vizir intimidé recourut à moi. C'est alors,
pour la première fois, que j'employai les chlorures en lotions, non pas sur tout le monde, car
j'en manquais moi-même, mais sur la personne
du pacha, ses deux principales femmes et ses enfans. Deux mois se sont écoulés depuis que la famille viziriale était compromise. La peste faisait
toujours des ravages parmi les esclaves, et ceux
qui par mes conseils faisaient les aspersions dans
leurs chambres, n'ont pas été attaqués. J'ai aussi
observé, du côté des hommes, dans le palais, que
ceux qui usaient des chlorures comme préservatif
ont été en général exemptés. Je veux, M. le con-

sul, me citer aussi en exemple : lorsque le pacha,
attaqué d'une néphrite, m'envoya chercher, et
que je fus obligé, pour me rendre chez lui, de
traverser des appartemens remplis de pestiférés,
me mettre à côté de lui, m'asseoir sur ses matelas
où peu d'heures auparavant des esclaves attaquées, s'étaient mises, toucher enfin des linges,
et tous les meubles contaminés, pouvais-je douter d'être alors violemment compromis ? Deux
jours et deux nuits j'ai dû passer constamment
auprès du vizir, ayant dans chaque poche du
chlorure de chaux abandonné, je le laissais
dégager de manière à imprégner l'atmosphère
qui m'environnait; de plus j'en ai fait fondre
dans l'eau et de tems en tems je trempais mes
mains que je portais ensuite sur mes habits; c'est
ainsi, que grâce à Dieu, je me suis tiré du com-
bat avec les honneurs de la guerre.

« Le chancelier du vizir, officier de mérite et
très-craintif sur la peste, a aussi porté constamment sur lui du chlorure de chaux, faiblement
plié dans du papier, qu'il renouvelait souvent,
il a eu plusieurs de ses domestiques malades, tandis qu'il a toujours joui pendant *l'enfermement*
d'une bonne santé. Le trésorier de son excellence eut aussi le malheur d'avoir des gens attaqués de peste, et quatre moururent, son jeune
fils compris. Lui qui portait seul le chlorure de
chaux, de la manière dont j'ai parlé plus haut,
ainsi qu'un flacon de sodium, qui lui servait à
humecter sa barbe et souvent ses habits, fut aussi

attaqué; mais non-seulement il s'en est tiré, mais il ne s'est pas même couché. Les chlorures ont-ils contribué à affaiblir le mal? Un négociant d'Alep, hardi sur la maladie et fataliste comme un Chérif, voulut avoir du chlorure, et s'en servir disait-il, comme je m'en servais moi-même; il en demanda encore une autre dose pour son fils aîné, en ajoutant qu'il ne croyait pas à cela, mais qu'il ne coûtait rien d'essayer. Brave homme d'ailleurs, et mon ami, je me rendis à sa prière et lui donnai de quoi porter sur lui-même, et en offrir à son fils; hé bien, M. le consul, tout comme le trésorier, le Chérif fut légèrement attaqué, son fils aîné n'eut rien, tandis qu'il perdit chez lui plusieurs personnes, entre autres sa fille âgée de 14 ans. Alep, le 26 septembre 1827. *Signé*, CAPORAL. »

Des faits de cette nature doivent dispenser de tout commentaire, lorsqu'il s'agit de l'emploi des chlorures pour la destruction des miasmes contagieux de la petite vérole; et faire juger s'ils avaient été indiqués mal-à-propos, au mois de juin dernier, pour arrêter les progrès de l'épidémie régnante.

CONCLUSION.

Je viens de vous donner, mon cher et honorable ami, un précis fidèle de notre épidémie; je l'ai suivie, dans mon historique, depuis son origine, jusqu'à ce jour (14 août), où je quitte la plume; elle diminue chaque jour de violence;

puisque depuis le premier de ce mois on ne compte que 159 morts. Cependant, les 5 et 6 de ce mois, la varioloïde a fait encore quatre victimes, parmi lesquelles une jeune demoiselle, âgée de 9 ans, bien vaccinée, qui a eu un délire constant depuis l'invasion de sa maladie, et le corps couvert de pétéchies quatre jours avant sa mort, arrivée le onzième. Sur l'invitation de M. Revest, son médecin ordinaire, elle a été visitée par MM. les docteurs Pariset, Guilhou, Ségaud, et Robert oncle et neveu, le 4 août. Mais ces accidens ne sont point particuliers à l'épidémie de Marseille, M. le docteur Bouteille, médecin très-distingué de Manosque, et fils d'un père qui a laissé une si belle réputation dans le monde médical, m'écrivait, à la date du 3 août, qu'il avait vu, au milieu du mois de juin, une petite vérole confluente chez un sujet vacciné à l'âge de 4 ans, et âgé de 32. Cette observation lui a été fournie par M. Maurel, prêtre, qui voulant venir visiter son frère, recteur de la paroisse de Lurs, passa par Digne, n'y séjourna que depuis l'après-midi jusqu'au lendemain matin sans sortir, et qui néanmoins, douze jours après, fut atteint d'une variole confluente avec des symptômes ataxiques, et terminée vers le 20me jour par une ophthalmie des deux yeux, et par un albugo qui couvrit la presque totalité de la cornée transparente de l'œil gauche. Le même médecin me cite, à l'appui de son opinion sur l'identité des deux virus de la variole et de la varioloïde, l'exemple d'une dame de Digne qui, en soignant ses deux filles atteintes de cette dernière maladie, et n'ayant eu, elle-même, que la petite vérole volante à l'âge de 16 ans, a contracté une variole confluente qui lui a fait courir les plus grands dangers.

Vous apprendrez, sans doute, avec intérêt, la découverte que vient de faire un pharmacien de cette ville, M. Trémolière, déjà connu très-avantageusement par ses savantes recherches sur la reproduction des sangsues, de la présence de l'acide hydro-cyanique (acide prussique) dans le pus des varioleux, morts avec des pétéchies. Sur huit individus sur lesquels il a pris du pus lorsqu'ils étaient à l'agonie ou après leur mort, cinq lui ont fourni cet acide; mais cet agent délétère n'a point été trouvé dans le pus de la variole ordinaire et de la variole confluente, lorsqu'elles n'étaient pas accompagnées de pétéchies. Que de réflexions ne doit pas faire naître une si intéressante et si curieuse découverte.

Je vous rappellerai ici, mon savant collègue, comme un de ces phénomènes qu'il est toujours bon de noter dans l'état présent, ma vaccination, suivie d'un plein succès, quoiqu'ayant eu, en 1784, la petite vérole naturelle; au reste, ceci n'a rien de plus extraordinaire que les récidives chez les anciens variolés ou inoculés (1).

(1) A l'appui de mon opinion sur la vaccine considérée comme une simple petite vérole locale, je crois devoir rapporter ici l'ex-

Pour vous donner une idée de ce que les soins hygiéniques ont pu faire pour mettre à l'abri de la contagion de la varioloïde les anciens vaccinés, je vous citerai l'exemple du collége royal de Marseille, composé de deux cent trente élèves environ, aucun n'a été atteint de l'épidémie régnante, grâce aux mesures de salubrité ordonnées, à l'intérieur, par le proviseur (M. l'abbé Bonnafous), et à l'interdiction des sorties mensuelles dans la ville.

Les Marseillais ne doivent jamais oublier les services que leur ont rendus, dans cette pénible circonstance, leur digne pontife et leurs premiers magistrats qui eussent été les mêmes que ceux de la célèbre époque de 1720, SI.....; mais le souvenir de leur sollicitude paternelle, et des secours qu'ils ont obtenus du Roi et de son auguste Famille, pour soulager les malheureux, sera éternellement gravé dans le cœur de tous leurs admi-

---

trait suivant du Journal d'agriculture de Moscou, inséré dans les Archives de médecine, juillet 1828 : « Dans l'intention de savoir si par des inoculations successives, ils ne pouvaient pas mitiger l'action du virus de la petite vérole sur les moutons, au point d'obtenir ainsi artificiellement une substance qui, pour eux, remplacerait la vaccine, MM. Pissani et Libbald, de Moscou, ont inoculé successivement la clavelée, pendant 6 à 7 fois, à 15 moutons, en choisissant toujours le virus sur l'animal le moins malade. Ils sont parvenus ainsi à obtenir une éruption purement locale très-bénigne et sans fièvre. Ce virus modifié, et comparable par ses effets à la vaccine, a été inoculé ensuite, avec le plus grand succès, à plus de cent mille moutons, dans les vastes domaines de la Russie. » Quelle carrière ouverte désormais aux médecins, pour obtenir chez l'homme, de l'inoculation de la variole, les résultats de la vaccine.

nistrés, comme la plus belle récompense décernée
par l'opinion publique (1).

J'ai vu par vos lettres, mon savant collègue,
que vous reconnaissiez, depuis long-tems, l'identité des virus de la varicelle, de la variole et
de la varioloïde; les preuves que j'apporte à
l'appui de l'opinion que vous professez, ne pourront vous donner de nouvelles lumières; mais
il y a tant de gens de l'art qui doutent encore,
que je n'aurais peut-être pas fait pour eux un
travail entièrement inutile. Quant à moi, après
avoir été l'historien de la funeste maladie importée d'Espagne à Pomégue, en 1721; je viens
consacrer de nouveau ma plume à la description d'une épidémie qui a déjà fait verser tant
de larmes à Marseille; et je crois accomplir ainsi
les devoirs que m'imposent tout-à-la-fois mes
fonctions de médecin du lazaret, de membre du
conseil de salubrité, et surtout le souvenir toujours présent à ma mémoire, du dévoûment hé-
roïque d'un de mes aïeux, lors de l'horrible contagion de 1720. En rapportant ici quelques
détails biographiques relatifs à la belle conduite
de ce médecin, dans des tems aussi calamiteux,
j'accepte un legs de famille, et j'acquitte la dette
du cœur; quels Marseillais, après avoir connu

(1) M. le Conseiller d'état, Comte de Villeneuve, Préfet; M. le
Marquis de Montgrand, Gentilhomme de la chambre du Roi,
Maire; M. le Baron d'Urre, Secrétaire général, ayant rempli les
fonctions de M. le Préfet, en tournée pour le recrutement, et M.
Rabaud aîné, premier Adjoint, celles de Maire en absence.

les services que cet homme estimable rendit à leurs ancêtres, pourraient ne pas se réunir à moi pour jeter aujourd'hui une fleur sur sa tombe!....

Jacques Robert, oncle de mon grand père, naquit à Valensole, le 2 août 1671; il était fils d'Esprit Robert, mon trisaïeul, avocat en la cour; il se distingua d'une manière particulière, pendant l'affreuse maladie de 1720. « Parmi les quatre médecins de mérite (Bertrand, Raymond, Audon et Robert) qui furent chargés par les échevins de visiter les malades, il n'en restait plus que deux dans la ville, au commencement d'octobre, Robert et Audon. Le premier a tenu pendant toute la contagion sans aucune incommodité, et a servi avec beaucoup de zèle et dans la ville et dans les hôpitaux; il a pourtant eu le malheur de perdre toute sa famille. Les hôpitaux de la Charité et du Mail ayant été achevés, on les ouvrit le 4 octobre, Jacques Robert et Bouthillier furent nommés médecins de la Charité. » (*Relation historique de la Peste de Marseille, par Bertrand, pag.* 46, 180 et 253.)

Jacques Robert a fait, de concert avec Antoine Deidier, professeur de Montpellier et député de la cour pour traiter les pestiférés à Marseille, et Claude Raimbault, des observations et des expériences sur l'inoculation de la peste avec la bile, insérées dans le *Traité des causes, des accidens et de la cure de la peste, in-4°,* imprimé à Paris, par ordre du roi, en 1744, pages 201. Dans ce mémoire, daté du 1er mai 1721, Jacques Ro-

bert se qualifie de médecin ordinaire des deux
hôpitaux des pestiférés de la Charité et du Mail.

Je désire enfin, mon cher et honorable ami,
que vous trouviez dans ma lettre tous les renseignemens qui pourront fixer vos idées sur la
nature de notre épidémie et sur les anomalies
qu'elle a présentées ; elle l'emporte, sans contredit,
en intensité, sur toutes celles qui ont été décrites
jusqu'à ce jour, et un grand nombre de vaccinés
en a été violemment frappé ; cependant la masse
traverse encore l'épidémie sans en être atteinte, et
tout tend à nous prouver que si la vaccination
devenait une pratique générale, la France serait
délivrée pour toujours de la contagion varioleuse,
comme elle s'est déjà mise à l'abri, par ses règlemens sanitaires, des autres contagions exotiques.
Nulle contrée ne réclame plus impérieusement
que le midi, l'adoption de cette mesure salutaire,
par rapport à la nature de son climat qui ne
peut qu'augmenter la virulence de cette maladie ;
car je vous écris, dans ce moment, sous un ciel
de feu, où l'air est embrasé, depuis trois mois, par
une chaleur constante de 24 à 25° R. ; et où la
terre, privée de pluie depuis la même époque,
ressemble à une fournaise ardente.

Je suis, etc.

ROBERT, D. M. P.

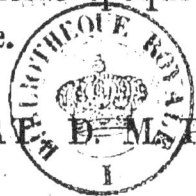

Marseille, le 14 août 1828.

P.S. Un riche négociant de cette ville, âgé de 39 ans, et inoculé à Genève, où il n'avait
eu qu'une fièvre sans éruption, est mort le 15 août, sixième jour d'une variole confluente.

www.ingramcontent.com/pod-product-compliance
Lightning Source LLC
Chambersburg PA
CBHW062027200326
41519CB00017B/4959